LE MILLEPERTUIS

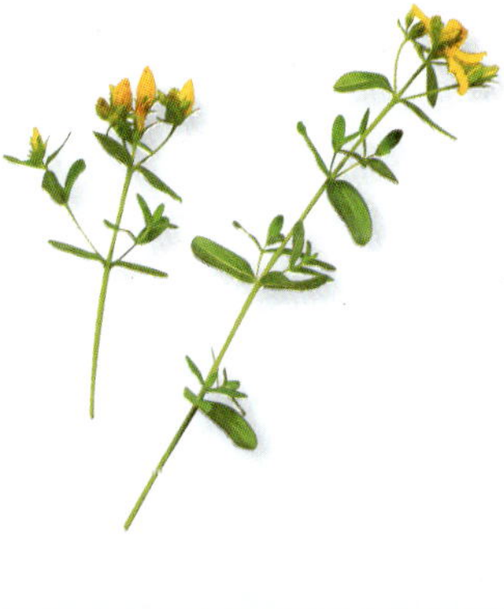

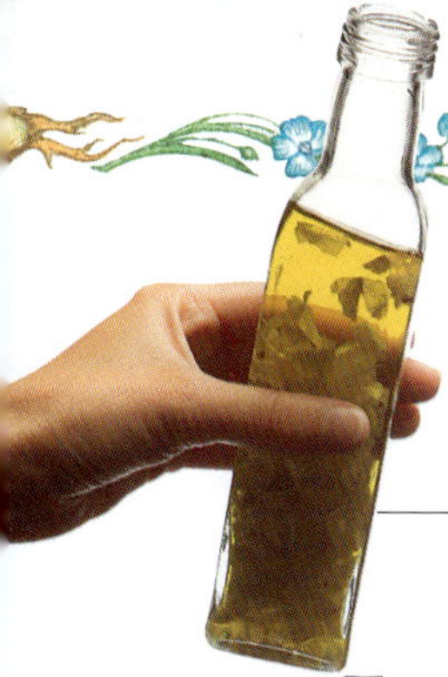
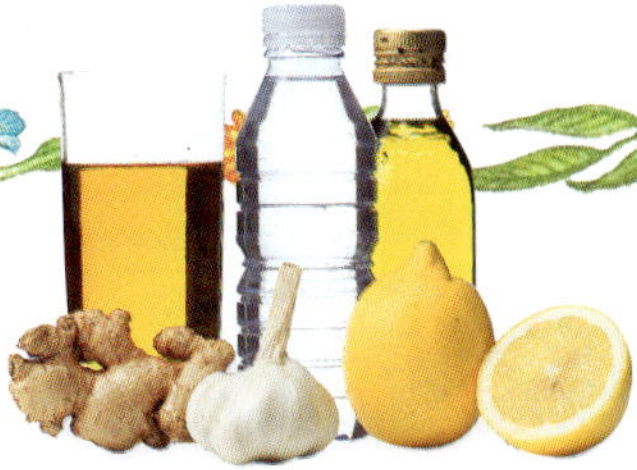
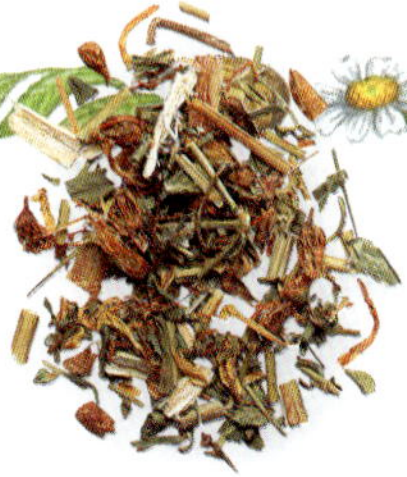

PETIT GUIDE DU BIEN-ÊTRE

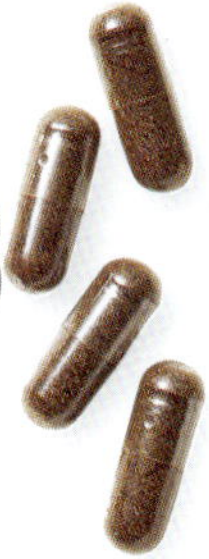

LE MILLEPERTUIS

HYPERICUM PERFORATUM

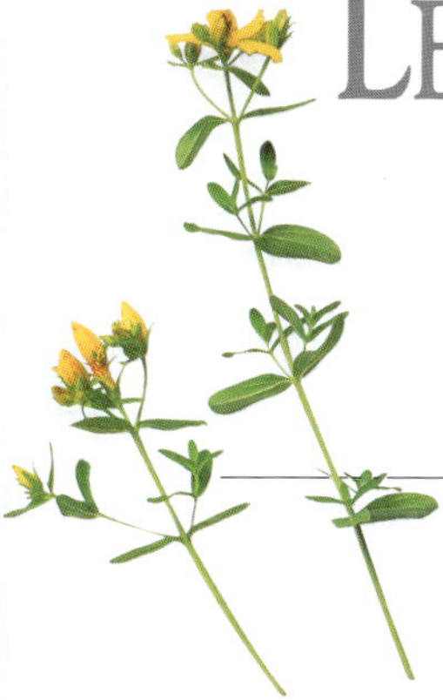
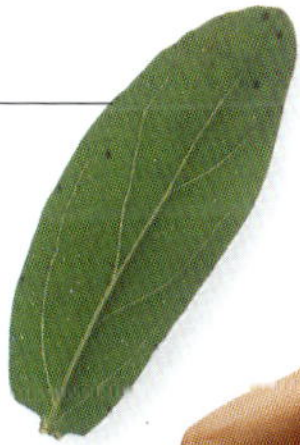
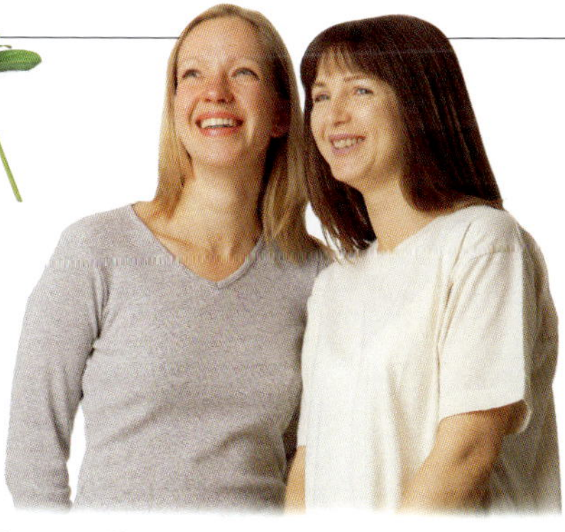
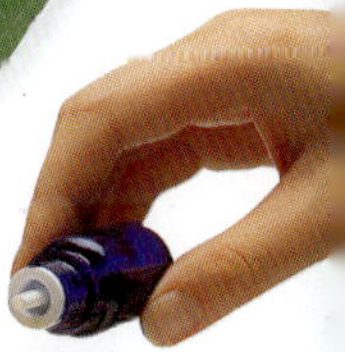
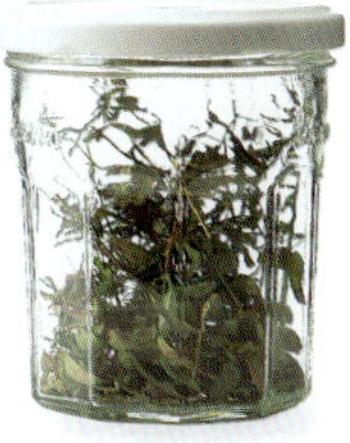
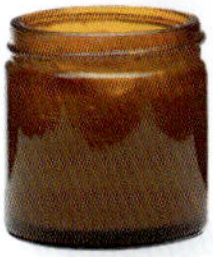

JILL ROSEMARY DAVIES

KÖNEMANN

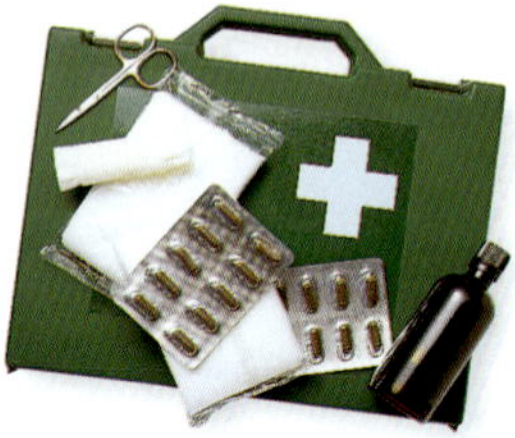

Titre original :
In a Nutshell St. John's Wort

Traduction : Manuel Boghossian

Réalisation : mot.*tiff*, Paris

Fabrication : Ursula Schümer

Impression et reliure : Sing Cheong Printing Co. Ltd.

Imprimé à Hong Kong, Chine

NOTE DE L'ÉDITEUR
Les informations contenues dans ce livre ne sauraient remplacer un avis autorisé. Avant toute automédication, consultez un praticien ou un thérapeute qualifié.

Crédits photographiques :
A–Z Botanical Collection : p. 6, 29, 33
Bridgeman Art Library : p.4 4,
Collection privée.
Corbis : p. 8, Tom Bean; 12h, Carol Cohen.
Elizabeth Whiting & Associates : p. 26c.
E.T. Archive : p. 10b, 11.
Garden Picture Library: p. 28.
Image Bank : p. 28b, 45h, 55h.
Science Photo Library : p. 12b, 19b,
27b, 47h.
Stock Market : p. 19h, 20h.
Walter Gardiner, p. 13.

ISBN : 3-8290-3663-9

10 9 8 7 6 5 4 3 2 1

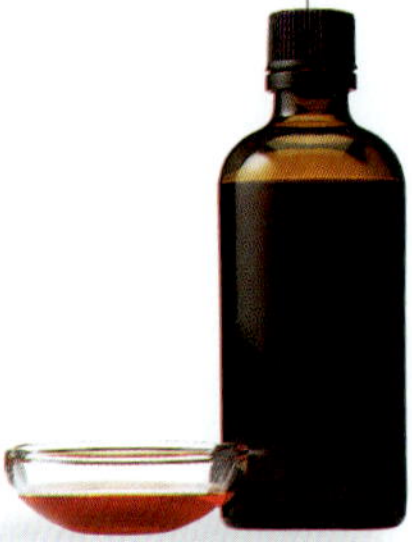

Sommaire

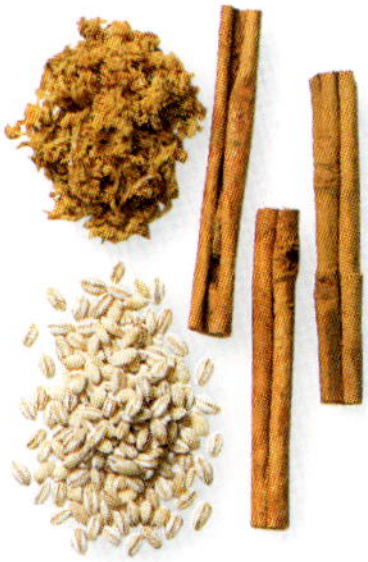

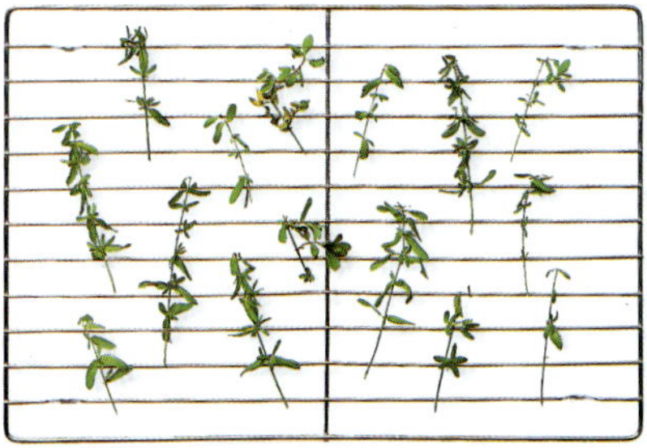

Introduction

PLANTE COMMUNE DES HAIES *qui se reconnaît facilement à ses fleurs jaune d'or qui fleurissent dès la fin du mois de juin, le millepertuis a fait l'objet d'un regain d'intérêt pour son rôle efficace d'antidépresseur.*

Le millepertuis pousse généralement à l'état sauvage dans les sous-bois, les haies et les prairies, mais peut également se rencontrer sur les versants montagneux et en bordure de route. Apparaissant entre le solstice d'été et la fin du mois d'août, ses petites fleurs jaunes s'agglutinent en grand nombre autour d'une tige ramifiée vert pâle et forment ainsi des sortes d'ombrelles irrégulières et étagées.

DÉFINITION

Famille : *Guttiferae* (bien que les botanistes l'aient récemment rangé dans la famille des *Clusiaceae*).
Espèce : *Hypericum perforatum* est la principale espèce utilisée en pharmacie ; c'est donc à cette espèce qu'il sera fait référence dans la suite de cet ouvrage, sauf indication contraire. *Hypericum angustifolia* est une autre espèce bien connue qui fait toujours l'objet d'une cueillette assidue pour un usage domestique. *H. perforatum* se distingue de *H. angustifolia* par ses glandes oléagineuses qui, observées à la lumière, forment de petits points transparents.

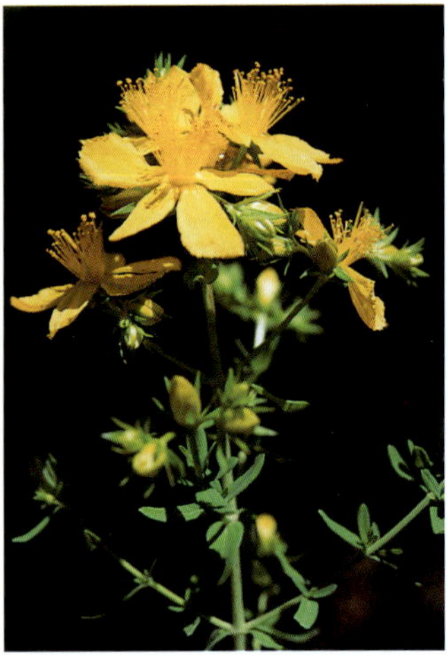

CI-DESSUS **Hypericum perforatum** ***est l'espèce utilisée en pharmacie***

Les jolies fleurs du millepertuis possèdent cinq pétales dont les bords sont couverts de minuscules tâches noires presque invisibles à l'œil nu. Ces fleurs mesurent environ 2,5 cm de diamètre, et les nombreuses étamines qui jaillissent du centre de la fleur forment un délicat plumet.

TROIS VARIÉTÉS

Outre *H. perforatum* et *H. angustifolia*, le genre *Hypericum* comprend environ 400 espèces différentes de plantes annuelles ou vivaces, parfois très petites, et de buissons et d'arbustes pouvant atteindre 3 m de haut. *Hypericum androsaemum* est l'un des représentants les plus intéressants de l'espèce. Originaire de tout le pourtour méditerranéen et du Proche-Orient, cette plante abonde aujourd'hui en Australie et en Nouvelle-Zélande, où elle est considérée comme de la mauvaise herbe. Elle y est communément appelée *Tutsan*, corruption du mot *tout-sain* indiquant l'usage médicinal qui en est fait depuis longtemps.

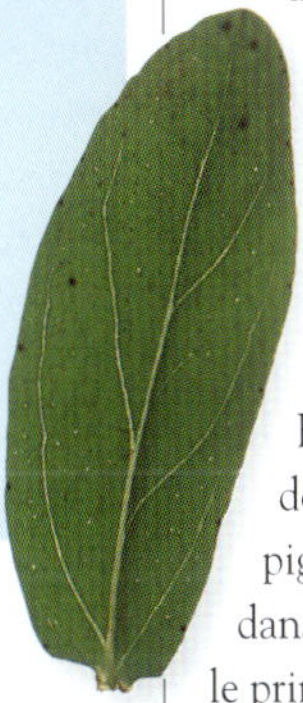

CI-CONTRE ***Les feuilles du millepertuis sont vert pâle et parsemées de minuscules tâches sur l'envers.***

En septembre et jusqu'au début du mois d'octobre, les fleurs produisent de minuscules graines noirâtres. La plante meurt au début de l'hiver, après les premières gelées, et renaît au printemps en présentant des petites feuilles opposées, non pédiculées, courtes et de couleur vert pâle (légèrement bleuâtre). À maturité, le millepertuis forme des tiges droites ramifiées, mesurant entre 30 cm et 1 m de haut lorsqu'il pousse sur des sols non cultivés.

C'est par ses feuilles que *Hypericum perforatum* se distingue le mieux. Observées à la lumière, celles-ci présentent de minuscules points translucides sur l'envers. Ce sont des glandes qui contiennent l'huile essentielle de la plante. Les autres espèces possèdent également des glandes oléagineuses, mais elles ressemblent plutôt à des taches de couleur rouille.

Les bourgeons et les fleurs renferment le principe actif essentiel du millepertuis. En les écrasant entre vos doigts, vous en exprimerez un pigment lie-de-vin foncé. C'est dans cette sécrétion que se trouve le principe appelé hypéricine.

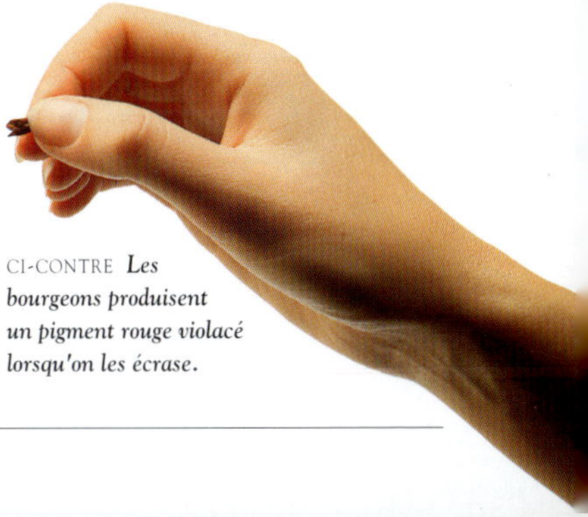

CI-CONTRE ***Les bourgeons produisent un pigment rouge violacé lorsqu'on les écrase.***

Géographie du millepertuis

PRÉSENT DANS UN GRAND NOMBRE D'HABITATS *du monde entier, le millepertuis aime les sols fertiles et bien drainés, et affectionne les précipitations importantes à la fin du printemps et en été.*

RÉPARTITION GÉOGRAPHIQUE

Le millepertuis prolifère naturellement dans toute l'Europe, au Proche-Orient et en Afrique du Nord. Il a été introduit dans d'autres parties du monde au cours des 200 dernières années et pousse aujourd'hui à l'état sauvage dans certaines régions des États-Unis, notamment dans la zone tempérée de la côte ouest, du nord de la Californie à la frontière canadienne, et dans le Nevada. On le trouve aussi en Australie et au Canada, notamment au Québec et dans l'Ontario.

CI-DESSOUS ***Le millepertuis pousse dans la Prairie américaine.***

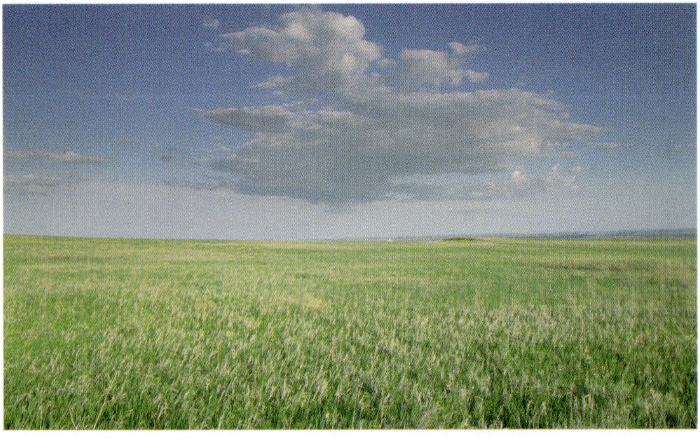

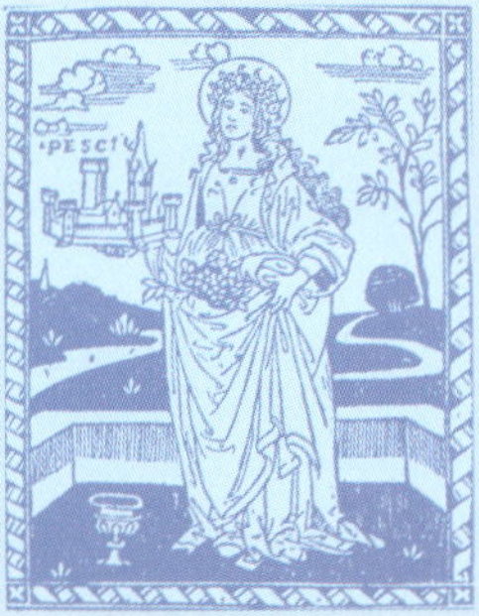

DICTON MÉDIÉVAL

Cueilli à minuit
à la Toussaint
Le millepertuis chasse les mauvais
esprits tout soudain.
Démons et sorcières perdent
leurs pouvoirs maléfiques
Sur quiconque ramasse cette
plante magique.

CI-CONTRE *Détail d'un manuscrit du début du XIVe siècle montrant une femme cueillant des herbes.*

CULTURE INTENSIVE

Les principales régions de culture intensive du millepertuis sont les États du nord-ouest des États-Unis, surtout ceux où s'étend la Prairie américaine, mais cette plante est également cultivée au Canada, en Australie et en Allemagne.

SOLS REQUIS

Le millepertuis est une plante vigoureuse capable de proliférer rapidement si un certain nombre de conditions sont réunies. Aux États-Unis et en Australie, où il a été introduit, il figure sur la liste officielle des plantes dont il faut limiter la prolifération, et il est considéré par ceux qui ne l'utilisent pas à des fins thérapeutiques comme une mauvaise herbe. Le millepertuis affectionne les sols bien drainés, voire secs, et pousse souvent aux endroits où la terre a été récemment retournée ou sur des terrains crayeux, sableux ou très légers. Il prospère sur les sols neutres et acides, mais pas sur les sols alcalins. Il préfère le soleil mais s'accommode très bien des zones légèrement ombragées.

Étant donné qu'il pousse bien sur des sols non alcalins, le millepertuis se prête aisément à la culture intensive. Aux États-Unis, où la Prairie est facile à aménager en vastes étendues de terre arable (sols riches en terreau ou graveleux), la culture du millepertuis ne requiert l'utilisation d'aucun engrais.

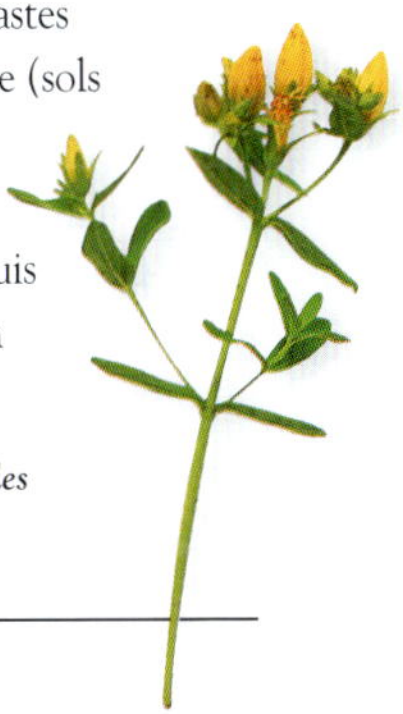

CI-CONTRE *Fleurs et feuilles de millepertuis.*

Médecine traditionnelle

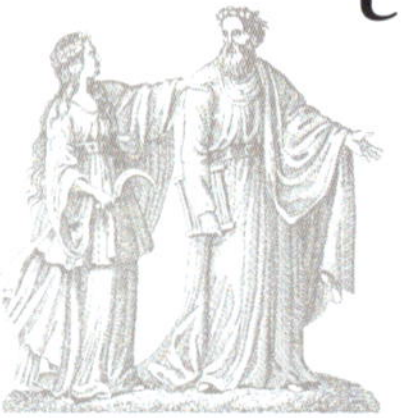

CI-DESSUS ***Les druides utilisaient le millepertuis dans leurs rites.***

LE MILLEPERTUIS *est utilisé en Occident depuis au moins 2 400 ans, des anciennes civilisations grecques à l'époque moderne, en passant par l'Europe païenne et le Moyen Âge. Passé de mode à la fin des années 1930, il retrouve progressivement sa place et est aujourd'hui reconnu comme l'une des plantes médicinales les plus efficaces.*

Le nom « herbe de la Saint-Jean », souvent donné au millepertuis, renvoie probablement à saint Jean-Baptiste, dont la légende veut qu'il soit né lors du solstice d'été. On avait coutume de dire que les taches rouges parsemant l'envers des feuilles symbolisaient le sang du saint, dont la tête fut tranchée sur ordre d'Hérode. Cependant, la couleur sanguine de ces taches symbolisait aussi les vertus curatives de la plante. La tradition voulait que des feuilles de millepertuis fussent déposées sous l'oreiller la veille de la Saint-Jean, afin que le saint apparût au dormeur durant son sommeil et que la mort lui fût ainsi épargnée durant les douze moins suivants – précieux « viatique » à une époque où la vie humaine ne valait pas cher et où les épidémies de peste faisaient rage.

CI-DESSOUS ***Des feuilles de millepertuis étaient déposées sous l'oreiller la veille de la Saint-Jean.***

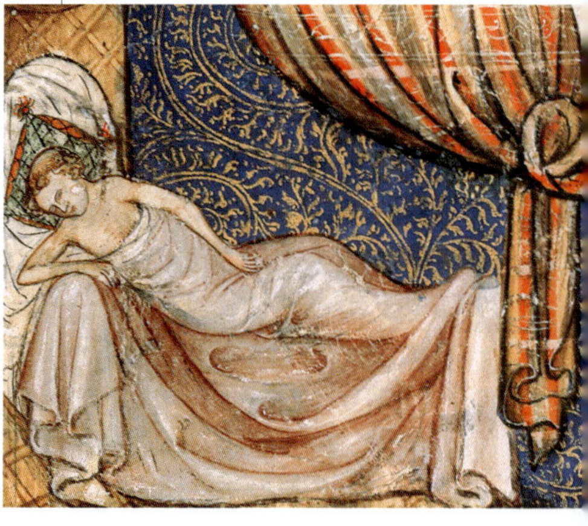

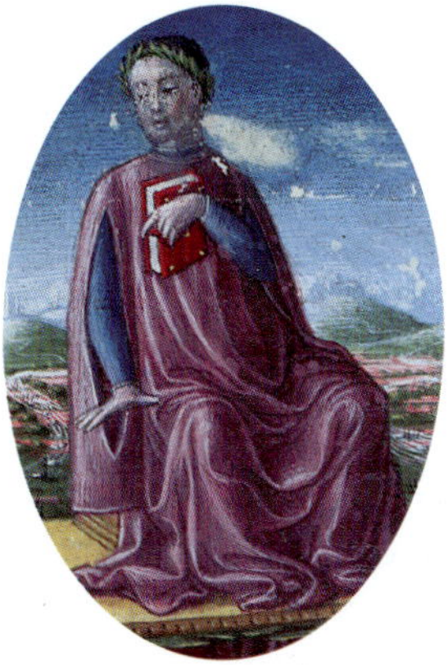

CI-DESSUS ***Pline, le célèbre herboriste grec, utilisait déjà le millepertuis.***

Cependant, l'usage du millepertuis est encore plus ancien. Du fait qu'il fleurit à l'approche ou le jour même du solstice d'été, il a toujours occupé une place importante dans les rites solaires, notamment chez les Celtes et les peuples germaniques. Pendant des siècles, les Romains en ont fait des feux de joie pour célébrer le solstice d'été.

Pline, Dioscoride et Hippocrate, les célèbres herboristes grecs du premier siècle de notre ère, utilisaient tous trois le millepertuis, tandis que Galien, le scolastique grec, le décrivait comme « l'antidote des vers intestinaux ».

SCIENCE ET FOLKLORE

Les divers usages que faisaient les herboristes grecs du millepertuis explique sans doute pourquoi son nom latin est formé sur des racines grecques. *Hypericum* se compose de *hyper*, qui veut dire « au-dessus », et de *eikon*, qui signifie « image ». Cette étymologie renverrait, selon certains historiens, à l'importance qu'avait le millepertuis dans la décoration des maisons lors de fêtes religieuses.

Le mot latin *perforatum* décrit les trous que forment les petites glandes oléagineuses sur l'envers des feuilles, d'où le nom courant d'« herbe aux mille trous ». Des récits médiévaux précisent que l'on garnissait de feuilles de millepertuis les sous-vêtements des vierges pour préserver leur chasteté. On croyait alors que les taches sur les feuilles étaient les traces laissées par le Diable en tentant de dépuceler une jeune fille.

Fuga Daemonum, autre nom latin du millepertuis qui signifie « Diable en fuite », indique combien cette plante était efficace, pensait-on, pour chasser les mauvais esprits. On croyait aussi que les personnes qui la piétinaient à minuit par inadvertance étaient emportées par un cheval enchanté et ne réapparaissaient qu'au petit matin.

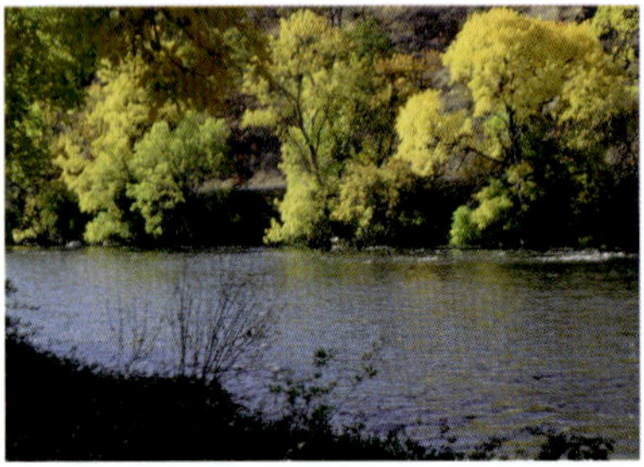

CI-DESSUS ***Le millepertuis abonde sur les rives de la Klamath, en Californie.***

HISTOIRE RÉCENTE

Outre « herbe de la Saint-Jean », « herbe aux mille trous » et « chasse-diable », le millepertuis est aussi parfois appelé « ambre » (en raison de la couleur de son huile) et, aux États-Unis, « herbe de la Klamath » en raison de sa prolifération naturelle le long de cette rivière californienne. C'est à la fin du XVIIIe siècle que des colons européens introduisirent le millepertuis en Amérique, et sa culture prit rapidement de l'ampleur. Le fait qu'il figure dans le *King's American Dispensatory*, ouvrage de référence publié pour la première fois en 1898, indique la place qu'il occupe désormais aux États-Unis. Rédigé par H. Felter et J. Lloyd, ce livre d'herboristerie, qui a longtemps fait autorité, est toujours consulté de nos jours. On y trouve la liste des différentes indications du millepertuis, du rhume à la démence, et l'efficacité de la plante pour traiter les maladies respiratoires et nerveuses y est particulièrement soulignée.

Depuis le début du XXe siècle, le millepertuis est utilisé dans le traitement des affections dégénératives du système nerveux, comme la sclérose en plaques, et des études cliniques récentes ont montré qu'il peut aider à combattre l'alcoolisme.

CI-DESSOUS ***Un herboriste dans son officine.***

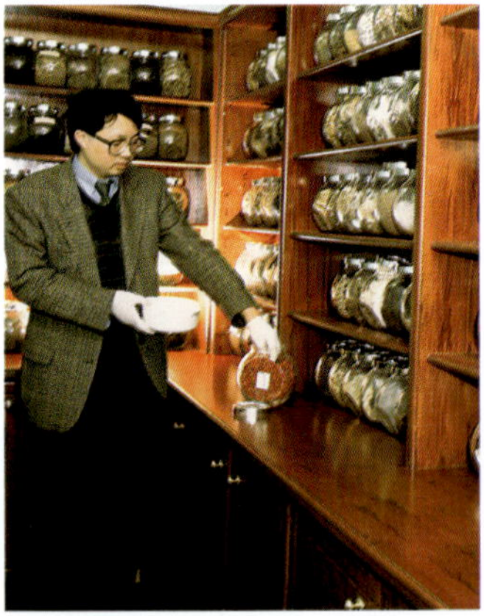

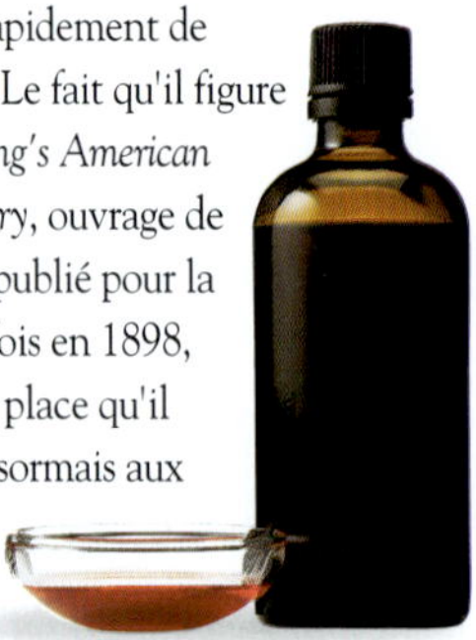

CI-CONTRE ***L'huile extraite du millepertuis se caractérise par sa couleur ambrée.***

INDICATIONS TRADITIONNELLES

Dans le chapitre sur le millepertuis, le *King's American Dispensatory* répertorie les indications suivantes. La plupart de ces indications ont été confirmées par les phytothérapeutes modernes, et certaines, comme la dépression, ont été démontrées scientifiquement.

USAGE INTERNE

• Anémie • Brûlures • Congestion • Dépuratif sanguin • Diarrhée • Douleurs rhumatismales • Dysenterie • Incontinence • Insomnie • Jaunisse • Maladies nerveuses, dont la dépression et la neurasthénie • Manie, hystérie et démence • Maux de tête • Névralgie et zona • Phlébite • Plaies • Problèmes urinaires : augmente la diurèse et soulage les indispositions de la vessie • Rhume • Spasmes utérins • Syphilis • Troubles digestifs • Vers intestinaux

USAGE EXTERNE

• Blessures • Brûlures et ampoules • Contusions • Mastite • Névralgie et zona • Petites plaies (de tous types) • Problèmes cutanés • Ulcères

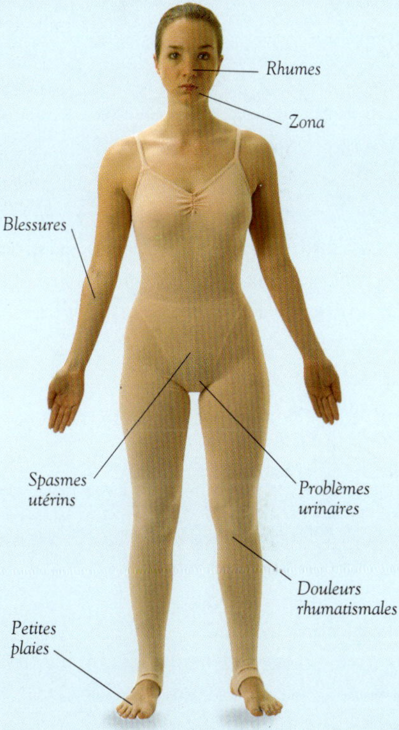

CI-DESSUS ***Quelques-uns des problèmes auxquels le millepertuis peut apporter une solution.***

Anatomie du millepertuis

SEULES LES PARTIES AÉRIENNES DE LA PLANTE – *bourgeons, fleurs, feuilles et tiges – sont utilisées. Les racines du millepertuis, contrairement à celles de beaucoup d'autres plantes, semblent complètement dépourvues de substances curatives.*

BOURGEONS ET FLEURS

Les bourgeons sont petits, ont une belle forme ovale et se composent de sépales vert tendre. Les fleurs jaune d'or étoilées s'agglutinent autour de la tige ramifiée. Elles mesurent environ 2,5 cm de diamètre et le pourtour des pétales est parcouru d'un minuscule liseré noir très clair. Lorsqu'ils sont écrasés, les fleurs et les bourgeons laissent une trace rouge violacé.

Composition chimique

L'hypéricine et la pseudohypéricine sont les deux principaux agents curatifs contenus dans les bourgeons et les fleurs du millepertuis. Elles appartiennent à la classe des substances chimiques naturelles appelées naphtodianthrones (également connues sous le nom de dianthrones).

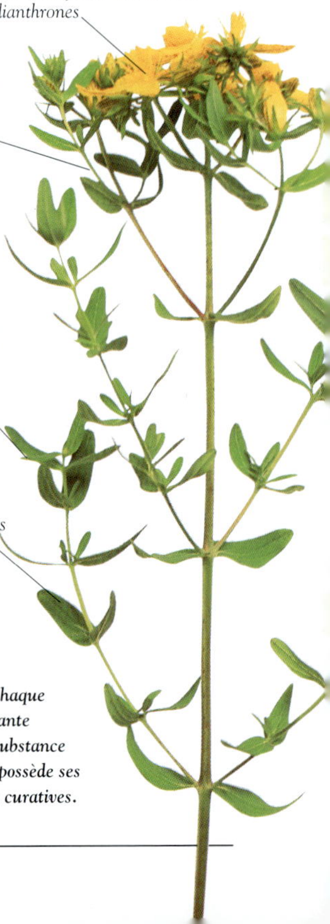

CI-CONTRE ***Chaque partie de la plante contient une substance différente qui possède ses propres vertus curatives.***

CONSERVATION

Les bourgeons et fleurs séchés restent actifs pendant 6 à 9 mois. Frais, ils conservent toutes leurs propriétés pendant 3 jours.

FEUILLES ET TIGES

Les tiges sont plates, rigides et lisses. Elles poussent droit et sont de plus en plus ramifiées vers le haut de la plante. Chaque ramification pousse dans une direction différente afin de capter le plus de lumière possible.
Les feuilles vert pâle, qui ne mesurent que 2,5 cm de long, sont oblongues et sans dentelures. Elles sont parsemées de petites glandes translucides (perforations) sur l'envers.

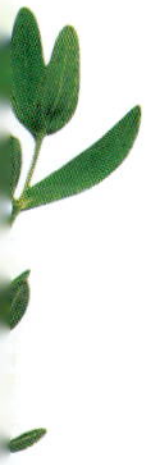

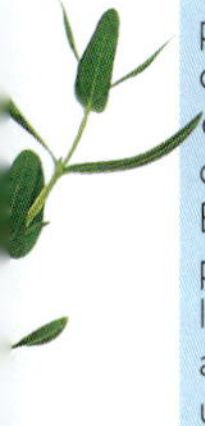

LE SANG DE SAINT JEAN

Les petites marques noires très pâles qui parsèment les feuilles du millepertuis ont longtemps été considérées comme le symbole de la décollation de saint Jean-Baptiste ordonnée par Hérode pour satisfaire Salomé. En laissant les fleurs macérer dans de l'huile au soleil, l'huile prend petit à petit une teinte rouge : c'est ce qu'on appelait autrefois le sang de saint Jean.

Composants chimiques

Les flavonoïdes des feuilles et des tiges contiennent de nombreuses substances dérivées – quercitine, hypéroside, isoquercitine, rutine, luréoline et amentoflavone, cette dernière étant responsable de l'effet antidépresseur du millepertuis.

Les parties aériennes renferment encore d'autres substances chimiques importantes, comme les phloroglucinols et leurs substances dérivées : hyperforine, adhyperforine et hyperside, chacune d'elles possédant d'importantes propriétés antibiotiques.

Les huiles essentielles sont également présentes dans les feuilles et les tiges. Elles comprennent les monoterpènes et les sesquiterpènes, qui sont réputées pour leurs propriétés sédatives.

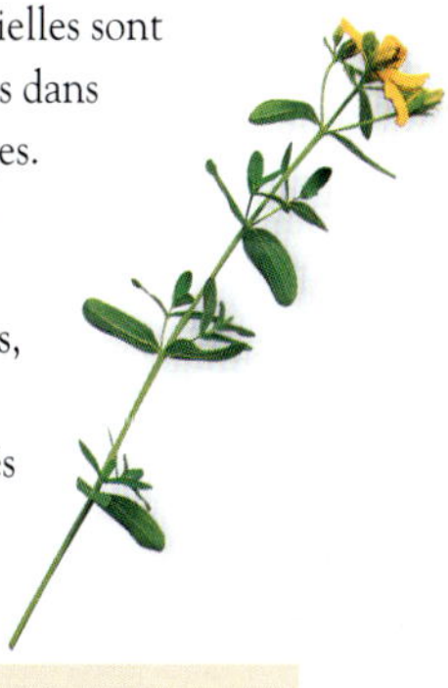

CONSERVATION

Les feuilles et les tiges séchées entières restent actives pendant 6 à 12 mois ; broyées, elles ne se conservent que 6 à 9 mois. Fraîches, elles conservent toutes leurs propriétés pendant 3 jours.

Le millepertuis à l'acte

LE MILLEPERTUIS EST *connu pour son efficacité dans le traitement d'un grand nombre d'affections. En usage interne comme en usage externe, seules ses parties aériennes sont utilisées.*

LES PROPRIÉTÉS DU MILLEPERTUIS

- Soulage les tuméfactions postopératoires, les contusions, les entorses, les douleurs musculaires, les maux de dents (y compris ceux liés à un abcès ou une extraction), les coupures, les nerfs coincés, les névralgies, les sciatiques et les fibroses.

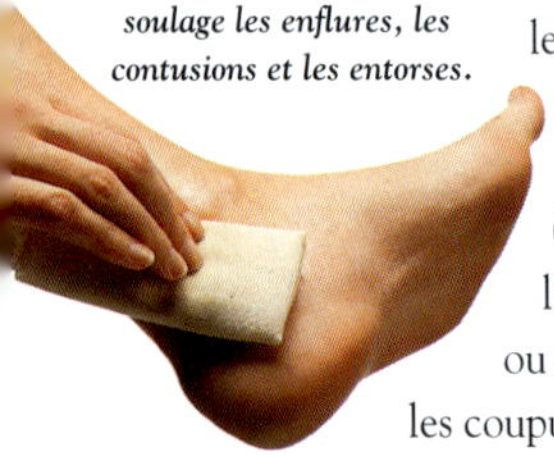

CI-DESSOUS ***Le millepertuis soulage les enflures, les contusions et les entorses.***

- Combat différentes affections cutanées comme le psoriasis, l'eczéma ou les verrues.
- Est utile en cas de troubles rénaux ou vésicaux, comme l'incontinence d'urine.
- Soigne un grand nombre d'affections virales, bactériennes et microbiennes ainsi que d'autres troubles, notamment gastriques et intestinaux, habituellement traités par antibiotiques.
- Est également efficace contre la diarrhée et les infections virales comme l'herpès labial et la grippe.
- Soulage et guérit les tissus enflammés, et apaise la douleur, ce qui rend le millepertuis utile en cas de rhumatismes, d'arthrite ou de toute autre affection similaire. Pour réduire l'intensité de ces troubles, le millepertuis peut être appliqué aussi bien en usage interne qu'en usage externe.

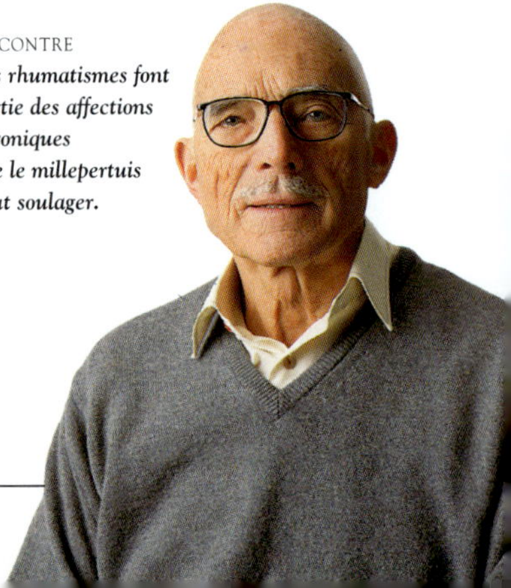

CI-CONTRE ***Les rhumatismes font partie des affections chroniques que le millepertuis peut soulager.***

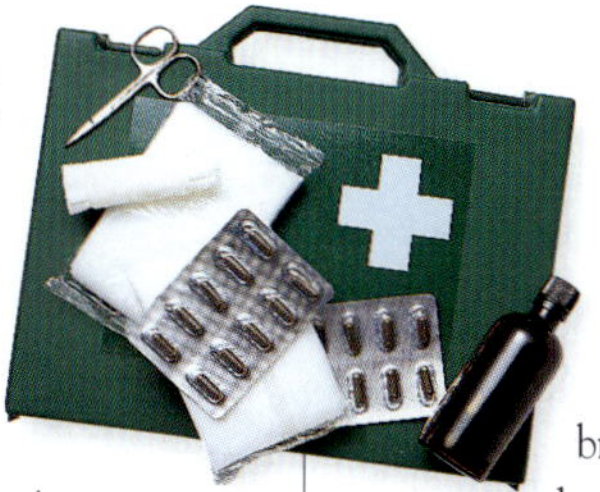

CI-CONTRE *En voyage, le millepertuis complète la trousse à pharmacie.*

- Aide à lutter contre les problèmes pulmonaires comme la congestion ou la pneumonie chronique.
- Est utile durant et après la ménopause.
- Peut aider à soigner la dysenterie et à combattre les vers intestinaux.
- Aide le foie à se remettre de la jaunisse, de l'hépatite et d'autres affections du même type, ainsi que de troubles vésicaux et de problèmes digestifs.
- Soigne les troubles nerveux et psychiques, notamment l'angoisse et les troubles du sommeil comme l'insomnie, le réveil prématuré ou l'hypersomnie. Soulage aussi certains troubles comme la dépression, la surexcitation, les céphalées liées à une tension nerveuse, le syndrome prémenstruel, les symptômes ménopausiques, les troubles mnésiques et la dyslexie.
- En voyage, les propriétés cicatrisantes et antiphlogistiques du millepertuis en font un élément idéal de la trousse à pharmacie pour soigner les brûlures, les éraflures, les engelures, les piqûres d'insectes et les coups de soleil.

Il semblerait que durant les croisades, les Chrétiens se faisaient des cataplasmes de fleurs et de feuilles de millepertuis broyées et mélangées à du saindoux pour soigner les blessures reçues lors des combats.

ACTION THÉRAPEUTIQUE DU MILLEPERTUIS

- Antidépresseur (améliore l'humeur).
- Antioxydant (empêche la multiplication des radicaux libres, qui détériorent les cellules – *voir* page 56).
- Antiviral (combat les virus pathogènes).
- Anti-inflammatoire (apaise les inflammations).
- Antimicrobien (neutralise les microbes).
- Antalgique (soulage la douleur).
- Antispasmodique (détend les muscles).
- Aromatique (facilite la digestion).
- Astringent (resserre les tissus et cicatrise).
- Expectorant (stimule la sécrétion de mucus).
- Nervin (alimente et calme le système nerveux).
- Hépatique (agit favorablement sur le foie et la vésicule biliaire).

EFFETS

Le millepertuis affecte le système nerveux de multiples façons. Il a notamment pour effet d'augmenter les « ondes thêta » dans le cerveau durant les heures de veille. Ces ondes ne se produisent généralement que pendant le sommeil, la méditation profonde, les moments de bonheur serein et les moments de création intense. Le millepertuis peut aussi aider à aiguiser la perception et à clarifier la pensée, en augmentant la rapidité de traitement de l'information par le cerveau et en optimisant les facultés mnésiques.

En outre, le millepertuis possède la propriété de combattre les manifestations dépressives, y compris la dépression saisonnière, en provoquant l'augmentation de la quantité de trois substances chimiques cérébrales regroupées sous le nom de neurotransmetteurs : la sérotonine, la noradrénaline et la dopamine, qui servent à transmettre des messages. La **sérotonine** améliore l'humeur (un taux faible est directement lié à un sentiment de dépression), la **noradrénaline** est responsable de l'énergie et de la vivacité, et la **dopamine** procure un sentiment général de bien-être.

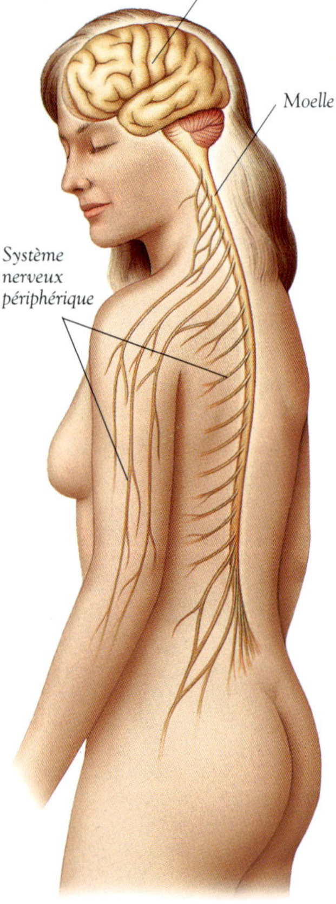

CI-CONTRE ***Le millepertuis est réputé pour agir aussi bien sur l'activité cérébrale que sur le système nerveux.***

On a longtemps pensé que le millepertuis augmentait la quantité de ces substances chimiques en inhibant une enzyme appelée monoamine oxydase, mais on sait aujourd'hui que c'est faux. Les recherches actuelles visent à montrer que son efficacité est due à une synergie d'interactions, non encore élucidées, qui empêchent le cerveau de réabsorber ces neurotransmetteurs et les maintiennent ainsi à un taux élevé. Cela agit positivement sur l'hypothalamus, région du cerveau servant de poste de commande à d'importantes fonctions de l'organisme, comme la soif, l'appétit et la température du corps. Que nous soyons d'une humeur gaie ou triste, ils affectent l'hypothalamus, et le millepertuis pourrait donc agir directement sur le fonctionnement de notre système immunitaire, en l'empêchant d'envoyer des ordres de destruction aux cellules.

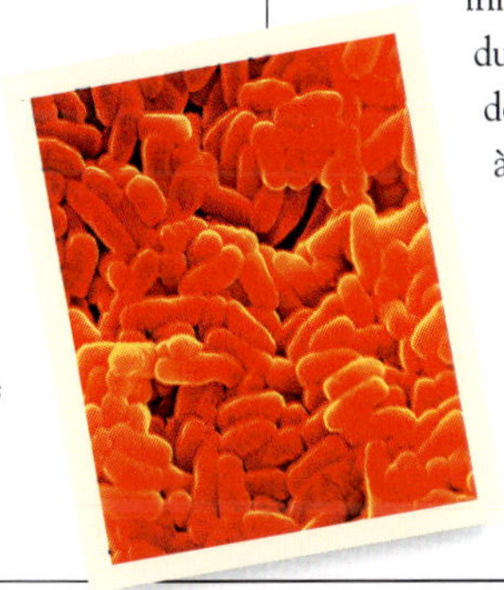

CI-CONTRE ***Les propriétés antibiotiques du millepertuis permettent de combattre les bactéries.***

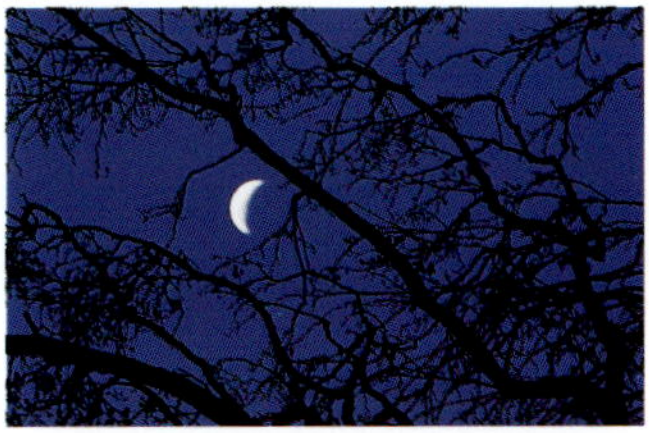

CI-DESSUS ***Le millepertuis aide à lutter contre la dépression saisonnière, due notamment au manque de lumière.***

Le millepertuis s'est également révélé efficace contre différentes bactéries, telles que *Mycobacterium tuberculosis*, *Shigella*, et *Escherichia coli* (*E. coli*), ou d'autres encore, plus résistantes aux antibiotiques, comme *Staphylococcus aureus*, *Enterococcus* et *Pseudomonas aeruginosa*. Les substances antibiotiques de la plante – hyperforine et novoïmanine – tuent les bactéries et stimulent le système immunitaire.

Les propriétés anti-inflammatoires du millepertuis découlent de sa capacité à contrebalancer les effets du système immunitaire.

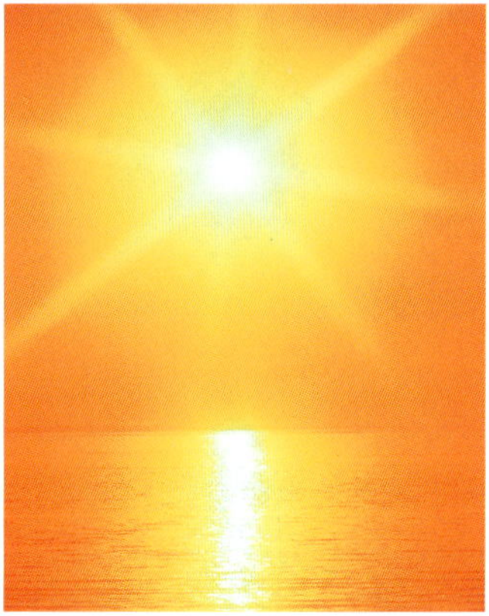

CI-DESSUS *Les personnes très sensibles à la lumière du soleil doivent être particulièrement vigilents.*

QUAND ÉVITER LE MILLEPERTUIS

Photosensiblisation

L'effet secondaire le plus connu du millepertuis est la « photosensibilisation ». Les personnes au teint clair sont susceptibles de développer une sensibilité aux rayons ultraviolets au niveau des yeux et de la peau, où l'utilisation de cette plante peut provoquer une diminution de la pigmentation et l'apparition de petites zébrures pendant l'été. La cause en est l'interaction entre l'hypéricine de la plante, la lumière du soleil et l'oxygène de l'air, interaction qui peut se produire car le millepertuis peut atteindre le sang et la peau sans être intercepté par le foie et les reins. Il est recommandé aux personnes sujettes à ces manifestations de porter des lunettes de soleil, de s'enduire régulièrement de protection solaire et de ne jamais faire de séances d'UV.

Autres contre-indications

- Ne prenez pas de millepertuis si vous êtes enceinte ou si vous allaitez.
- N'associez pas le millepertuis à des compléments d'acides aminés.

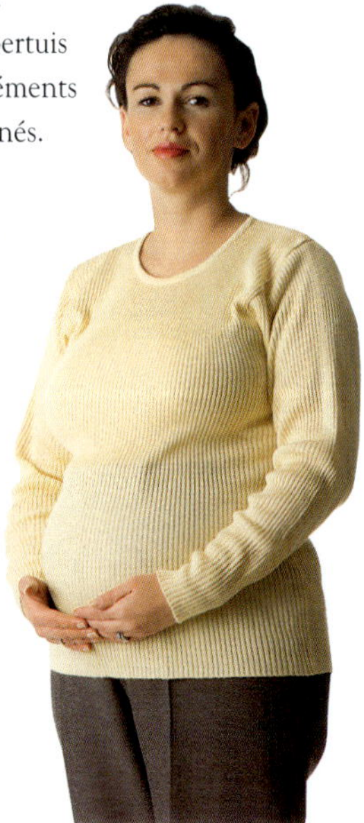

CI-CONTRE *Le millepertuis est déconseillé pendant la grossesse et en période d'allaitement.*

❀ Si vous souffrez de troubles hépatiques ou rénaux, ne prenez de millepertuis que sous contrôle médical, car l'action de cette plante peut rendre votre foie et vos reins incapables de remplir leur fonction de détoxication de l'organisme. La dépuration de ces organes peut vous être utile (*voir* pages 22 et 23).

❀ Ne prenez pas de millepertuis si vous souffrez d'un cancer œstrogène de l'appareil reproducteur (cancer du sein ou des ovaires, par exemple).

❀ N'associez pas le millepertuis à des antidépresseurs (surtout s'ils contiennent de la monoamine oxydase, comme souvent dans les comprimés et les sprays nasaux).

❀ Ne mélangez pas le millepertuis et le yohimbe, plante qui contient de la monoamine oxydase.

❀ N'associez pas le millepertuis à des médicaments destinés à faire réduire l'activité dopaminergique (*voir* page 18) ou à traiter un quelconque trouble mental.

ATTENTION

Ne prenez pas de millepertuis si vous êtes maniaco-dépressif. La dépression ne doit pas faire l'objet d'une automédication : elle doit toujours être prise en charge par un personnel qualifié.

AUTRES EFFETS SECONDAIRES POSSIBLES

Chez certaines personnes, le millepertuis peut produire des effets secondaires plus rares. Interrompez immédiatement toute consommation si vous constatez l'un des symptômes suivants :

❀ Nausées
❀ Fatigue
❀ Angoisse
❀ Désorientation et difficultés d'élocution
❀ Raideur des muscles cervicaux ou contractions d'autres muscles
❀ Dilatation des pupilles
❀ Soudaine augmentation de la pression artérielle et/ou palpitations
❀ Forte sudation et forte fièvre
❀ Forts maux de tête qui s'aggravent en position allongée.

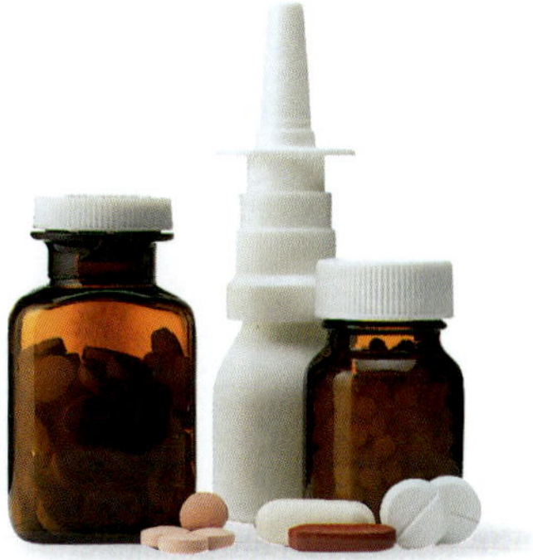

CI-CONTRE ***Le millepertuis ne doit pas être associé à des antidépresseurs.***

DÉPURATION DU FOIE ET DES REINS

Les praticiens déconseillent souvent l'usage du millepertuis aux personnes souffrant de troubles hépatiques ou rénaux.

Cependant, quel que soit votre état de santé, la dépuration du foie et des reins par une méthode ne requérant pas l'usage de cette plante améliorera sans aucun doute votre sensation de bien-être.

ÉLIXIR POUR LE FOIE

POUR UNE PERSONNE

jus d'1 ou 2 citrons fraîchement pressés
1 tasse (225 ml) de jus de pomme, de préférence fraîchement pressée.
1 tasse (225 ml) d'eau de source
1 gousse d'ail frais (écrasez-la avant de la passer à la centrifugeuse)
1 cuillerée à soupe (15 ml) d'huile d'olive extra vierge
5 mm de racine de gingembre fraîche
(à éviter en cas d'échauffement ou d'inflammation du foie)

Buvez cet élixir en une seule fois le matin à jeun ou en plusieurs fois pendant 3 à 5 jours consécutifs, période durant laquelle il est recommandé de manger beaucoup de légumes frais, de fruits, de riz et d'aliments complets. Évitez l'alcool, le thé, le café et les aliments non diététiques. Buvez beaucoup d'eau.

Pour préparer l'élixir, passez tous les ingrédients à la centrifugeuse jusqu'à ce que le mélange soit bien homogène. Buvez lentement. Un quart d'heure après, préparez-vous une tasse de thé à la menthe, puis buvez un grand verre de jus de pomme naturel.

En raison de l'élimination des toxines stockées dans le foie, il est possible que l'élixir provoque dans un premier temps des maux de tête, des éruptions cutanées et une vague de mauvaise humeur ou d'abattement, mais ces effets secondaires seront rapidement remplacés par une sensation de bien-être et d'enthousiasme.

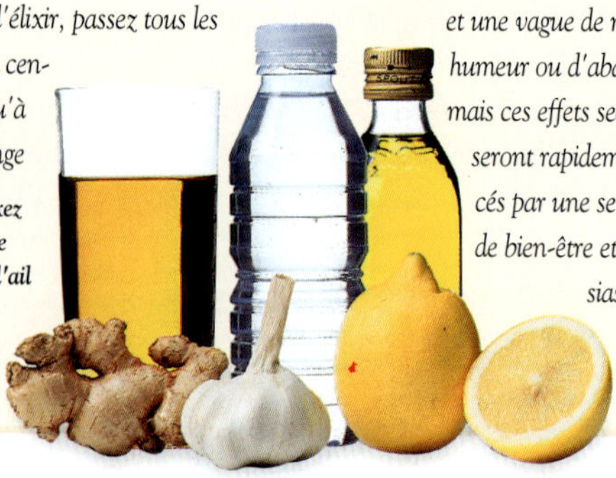

CI-CONTRE **Mixez du jus de pomme et de citron, de l'ail et de la racine de gingembre pour dépurer votre foie.**

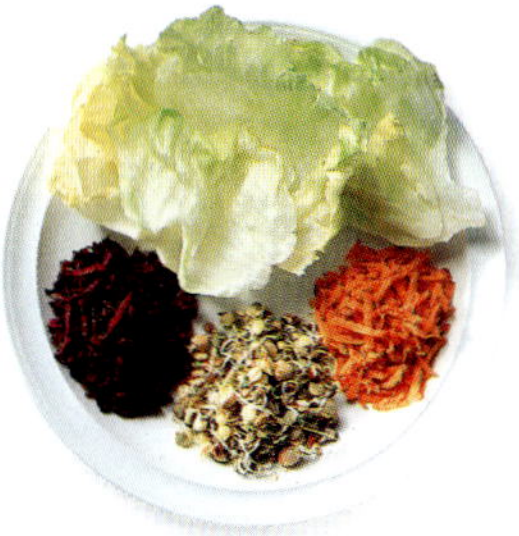

CI-CONTRE ***Le midi, mangez des crudités.***

DÉPURATION RÉNALE PONCTUELLE

Choisissez un jour où vous pouvez rester tranquillement au chaud à la maison. Commencez par boire au réveil une mixture composée de jus de pomme, de jus de citron (jaune ou vert) et d'un litre d'eau de source, assaisonnée d'une pincée de poivre de Cayenne. Un quart d'heure après, buvez une tasse de « tisane rénale » contenant à parts égales des feuilles de pissenlit, de persil et de busserole, ainsi que de la barbe de maïs.

À midi, buvez du jus de crudités dilué ou préparez-vous une grande salade composée d'ingrédients tels que des germes, des feuilles de pissenlit, de la laitue, de la betterave crue râpée ou des carottes râpées. Pour la vinaigrette, utilisez de l'huile d'olive, du vinaigre de cidre et du jus de citron, et ajoutez un peu de poivre de Cayenne et de poivre noir. Buvez une tasse de décoction d'orge une heure après votre salade. Au total, buvez 3 tasses de « tisane rénale » ou 3 tasses de décoction d'orge et essayez de boire en parallèle 3 ou 4 litres d'eau de source. Il se peut que vous éprouviez tout d'abord une sensation de froid, de faiblesse ou de vulnérabilité, mais ces premiers symptômes seront bientôt remplacés par une sensation de calme et de bien-être.

DÉCOCTION D'ORGE

POUR UNE PERSONNE

½ tasse (100 g) d'orge complet (pas d'orge perlé)
5 tasses (1,5 l) d'eau
¼ de bâton de cannelle
racine de gingembre râpée (selon votre goût)

1 *Mettez tous les ingrédients dans une casserole et portez à ébullition.*

2 *Réduisez la flamme et laissez frémir pendant environ 20 min.*

3 *Versez la décoction dans un broc en la filtrant, et ajoutez le jus d'un citron pressé pour lui donner plus de goût. À consommer 1 à 3 fois par jour.*

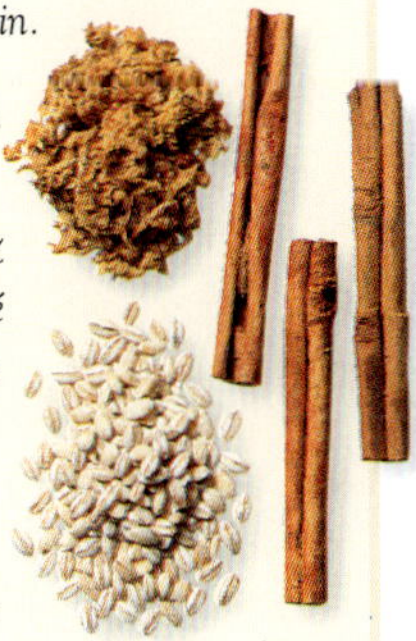

CI-CONTRE ***Gingembre râpé, orge et bâtons de cannelle.***

Énergie et psychisme

LE MILLEPERTUIS *peut avoir de profonds effets psychotropes : il peut contribuer au sentiment de bien-être, réduire les angoisses et apaiser l'esprit.*

Le goût amer du millepertuis frais, ainsi que des teintures, des infusions et des poudres que l'on en tire, laisse entrevoir l'effet que produit cette plante sur le foie et la vésicule biliaire. L'amertume active immédiatement la production de bile et de sucs digestifs, ce qui a pour conséquence de stimuler le foie. Un foie paresseux peut être responsable de différents états affectifs (dépression, mauvaise humeur ou tristesse), mais le fait de le stimuler permet de transformer ces états négatifs en états positifs, voire parfois quasi euphoriques.

En plus de son amertume, le millepertuis présente une certaine astringence, ce qui explique l'influence bénéfique qu'il exerce notamment sur les reins, la vessie et les poumons. Ces organes profitent en effet des propriétés cicatrisantes et asséchantes de cette astringence, ce qui améliore leur fonctionnement. Les effets du millepertuis sont aussi remarquables sur l'esprit que sur le corps : tandis que les poumons se détendent, les appréhensions diminuent, et lorsque l'efficacité de la vessie et des reins s'accroît, les petites craintes non fondées disparaissent.

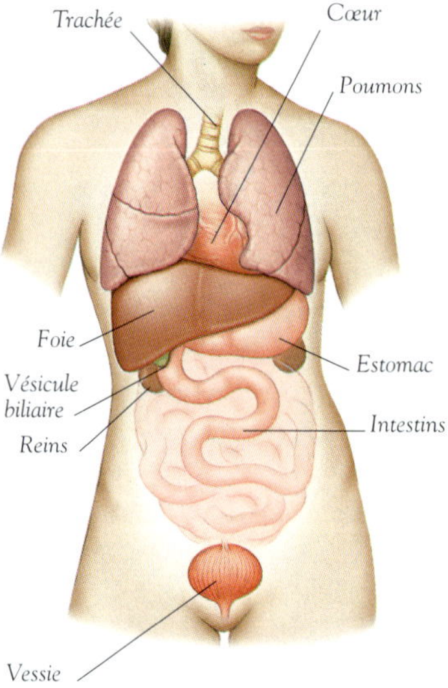

CI-DESSUS **Le millepertuis a un effet bénéfique sur les poumons, l'estomac, les reins et la vessie.**

En outre, le millepertuis stimule la digestion, ce qui a pour conséquence une amélioration du transit, une meilleure assimilation des aliments et une efficacité accrue du métabolisme. Une bonne digestion agit favorablement sur le psychisme : la vie vous semble alors plus belle.

EFFETS SUR LE PSYCHISME

Le millepertuis permet d''accéder à un état plus profond de relaxation, de sérénité et de contentement. Par son action radicale sur les plans physique et mental, il est capable de chasser les maux et les poisons de l'esprit, du corps et de l'âme au moment même où ils apparaissent. Le millepertuis procure un sentiment de confiance et d'assurance qui permet de jouir de la vie en toute quiétude et avec un maximum d'enthousiasme et d'énergie.

Le millepertuis bannit la morosité et les craintes, aide à surmonter les difficultés de la vie quotidienne et invite à la légèreté et la bonne humeur. Il fait entrer le rire et la décontraction dans la vie de quiconque en consomme.

CI-DESSOUS ***Prendre du millepertuis aide à voir la vie du bon côté.***

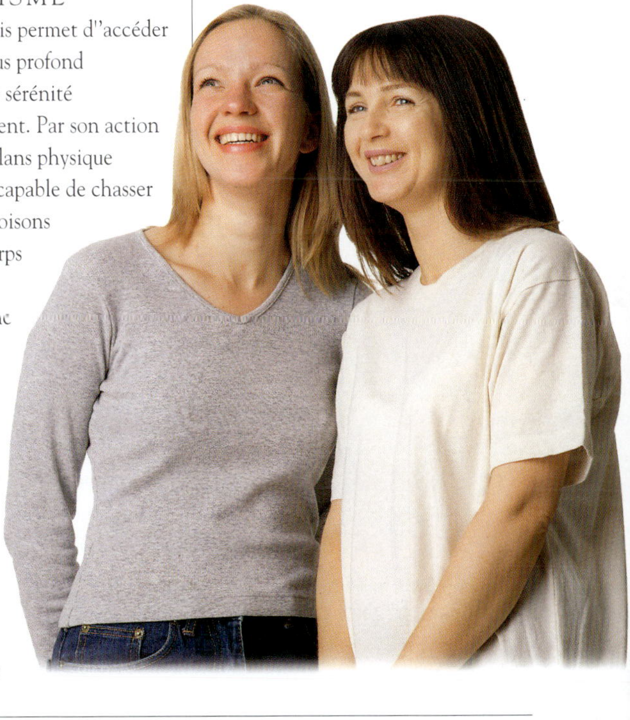

ESSENCE FLORALE

Le millepertuis est capable d'apporter lumière et énergie à votre vie, aussi bien sur le plan physique que sur les plans psychique et affectif. Il égaye et soigne, et vous aide ainsi à vous rendre radieux. Il vous aide à supporter les personnes qui sont débordées dans leurs activités, en employant à bien leur énergie disponible pour réussir à jouir d'une existence plus équilibrée.

PRÉPARATION D'UNE ESSENCE FLORALE

QUANTITÉ STANDARD

Environ 1½ tasse (350 ml) d'eau de source et 1½ tasse d'eau-de-vie
3 ou 4 fleurs de millepertuis

1 Mettez les boutons et les fleurs soigneusement choisis – cueillis le jour même au petit matin –dans de l'eau au fond d'un saladier (si possible en verre) et laissez macérer au soleil pendant plusieurs heures. Si vous le désirez, vous pouvez couvrir le saladier d'un linge propre (de la mousseline blanche fraîchement lavée est idéale), mais vous pouvez laisser le soleil agir sur la préparation à découvert.

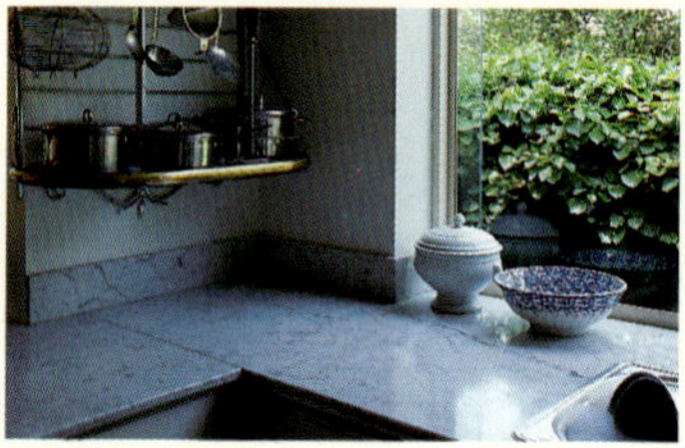

CI-CONTRE ***La première étape consiste à laisser infuser au soleil les boutons et les fleurs dans de l'eau.***

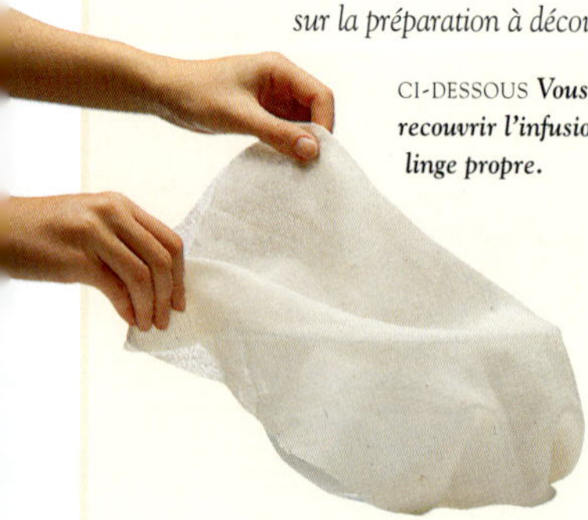

CI-DESSOUS ***Vous pouvez recouvrir l'infusion d'un linge propre.***

2 Choisissez un endroit protégé pour poser le saladier et assurez-vous que vous disposez de trois heures de soleil devant vous. Si les fleurs se flétrissent avant ce délai, vous pouvez les retirer.

3 Retirez les fleurs à l'aide d'une brindille. Mesurez la quantité de liquide restant et ajoutez la même quantité d'eau-de-vie pour une meilleure conservation. Versez la mixture dans un flacon foncé que vous étiquetterez.

Posologie recommandée

Adultes : 4 gouttes sous la langue 4 fois par jour ou toutes les ½ heures en période de crises. Enfants : voir page 45.

Source de béatitude, le millepertuis possède un caractère immensément protecteur, si bien que les personnes se sentant un peu déprimées ou négatives trouveront un très grand secours dans cette essence florale.

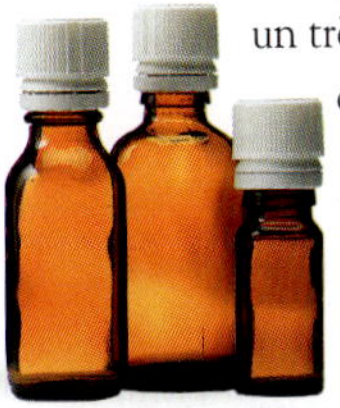

CI-CONTRE *Une fois prête, l'infusion est versée dans des flacons foncés.*

ÉTUDE DE CAS : DÉPRESSION

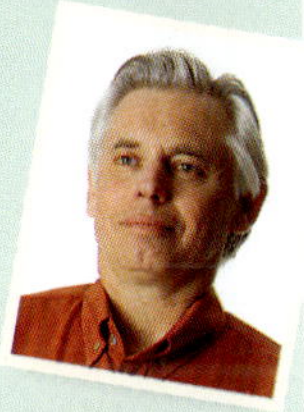

Timide, introverti et renfermé, même avec ses plus proches parents, Jean souffrait de dépression depuis l'enfance. Son état s'était aggravé au cours de l'adolescence, puis stabilisé à l'âge adulte. Ayant entendu parler du rôle d'antidépresseur du millepertuis et ayant perdu depuis longtemps toute confiance dans les antidépresseurs classiques, il décida de consulter un phytothérapeute. Il commença par une cuillerée à café (5 ml) de teinture trois fois par jour. Au bout de trois jours, il téléphona au médecin pour lui dire qu'il se sentait beaucoup mieux. Pour la première fois de sa vie, il eut l'impression d'avoir des conversations chaleureuses et intéressantes avec sa famille. Il constata d'autres changements, comme l'enthousiasme au travail et une perception complètement nouvelle des couleurs. Jean consulta son phytothérapeute pendant encore plusieurs mois afin que ce dernier puisse suivre les progrès accomplis grâce au millepertuis.

ÉNERGIE SPIRITUELLE DES PLANTES

L'esprit d'une plante ne doit pas être confondu avec son essence florale, qui est essentiellement liée à ses fleurs. L'esprit de la plante nous permet de profiter de l'énergie et des propriétés de toutes ses parties. La tendance du millepertuis à prospérer presque partout et sa capacité à procurer lumière et sérénité nous donnent une petite idée de son esprit. À la fois terrestre et solaire, il est capable de nous tirer de certains états affectifs ou processus mentaux très primitifs et de nous plonger dans un état de sérénité et de joie de vivre incomparablement plus constructif.

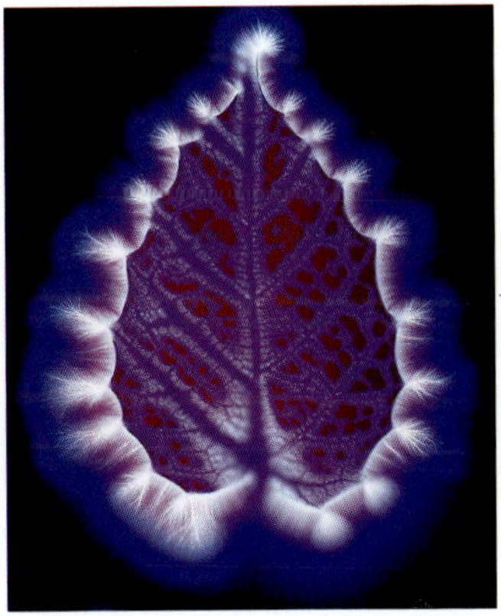

CI-DESSUS *La photographie Kirlian capture l'énergie spirituelle des plantes.*

Culture, récolte et séchage

LE MILLEPERTUIS n'est pas difficile à cultiver pourvu que le sol sur lequel il pousse soit bien drainé. Il est du meilleur effet dans votre un jardin et produit fleurs et feuilles en abondance pour un usage médicinal.

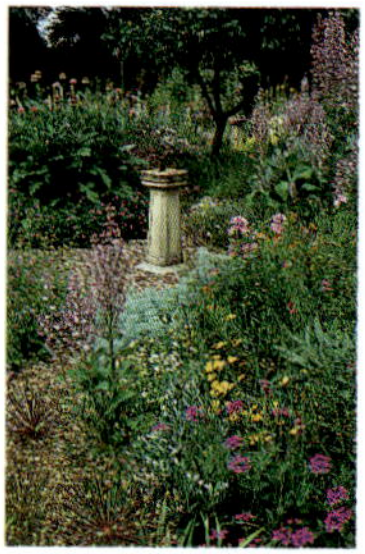

CI-DESSUS
Le millepertuis embellit les jardins.

CULTURE DU MILLEPERTUIS

Le millepertuis pousse à peu près partout dans les régions tempérées. Il présente une grande capacité d'adaptation et prospère aussi bien sur les sols pauvres que sur les terres arables de bonne de qualité (*voir* page 9). Bien qu'il préfère le soleil, il colonise également les endroits légèrement ombragés. En revanche, il n'aime pas l'humidité excessive ; c'est pourquoi les sols bien drainés sont préférables pour sa culture. Les meilleures périodes pour planter le millepertuis sont la fin de l'automne et le début du printemps. La culture peut se faire aussi bien à partir de graines que de stolons et le repiquage ne pose aucun problème.

Culture maison Le fait que le millepertuis pousse à l'état sauvage dans de nombreuses régions tempérées indique combien il est facile de le cultiver chez soi. Pour cela, choisissez un coin de votre jardin dont le sol est plutôt pauvre, mais suffisamment profond. Le plant doit mesurer environ 1 m de large et avoir une profondeur d'environ 30 cm.

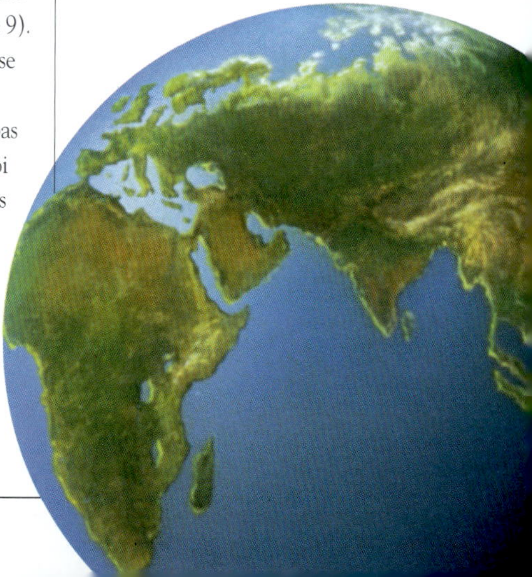

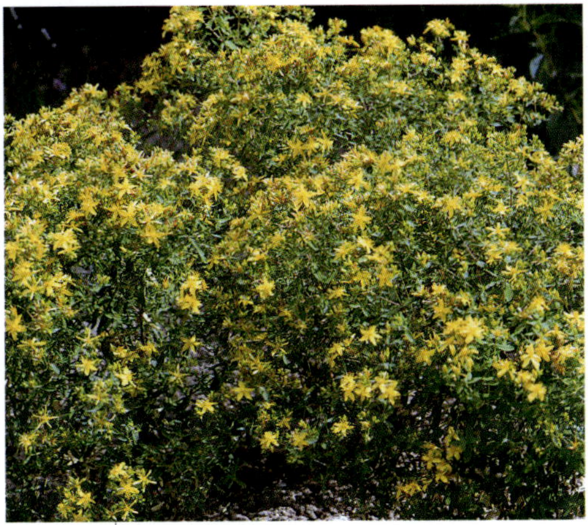

CI-DESSUS *L'idéal est de récolter le millepertuis juste après le début de la floraison.*

Semez les graines sur le sol que vous aurez eu soin de préparer, arrosez modérément et laissez faire la nature. Le millepertuis ne se multiplie jamais aussi bien que lorsqu'il est livré à lui-même : il ne nécessite aucun engrais ou apport en sels minéraux et n'a pas besoin d'être taillé. Il est en revanche important de l'arroser en cas de sécheresse et de le protéger du gel en le couvrant durant la nuit.

RÉCOLTE

Culture intensive Les parties aériennes de la plante sont cueillies entre la mi-juin et la fin du mois d'août, pour les régions les plus froides, mais toujours au début de la floraison (plante fleurie à 20-25 %), lorsque la teneur en hypéricine est la plus forte. Entre le moment où la plante est fleurie à 75 % et la défloraison, le taux d'hypéricine chute considérablement et le séchage devient de plus en plus difficile. L'analyse de la composition chimique des plantes grâce à la « chromatographie des gaz » permet désormais d'avoir une approche scientifique des périodes optimales de récolte. Cependant, la règle du taux de floraison évoquée plus haut reste tout à fait valable.

Les cultivateurs utilisent des machines et des cuves pour couper et récupérer les 15 à 25 cm du haut de la plante qui porte feuilles, bourgeons et fleurs. Dans certaines exploitations, la récolte se fait à la main, à l'aide de machettes. Les racines sont soigneusement épargnées pour qu'un nouveau feuillage puisse à nouveau se développer au printemps suivant.

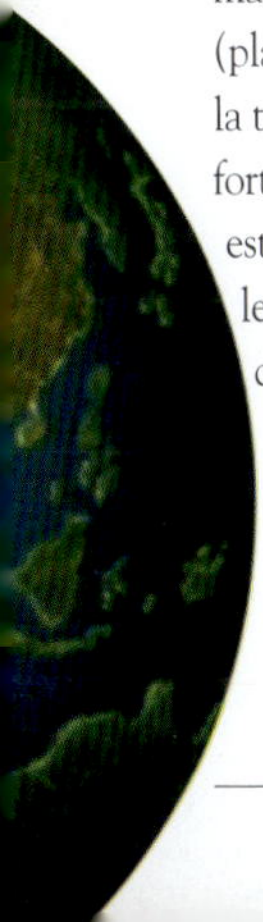

CI-CONTRE *Le millepertuis abonde dans la plupart des régions tempérées de la planète.*

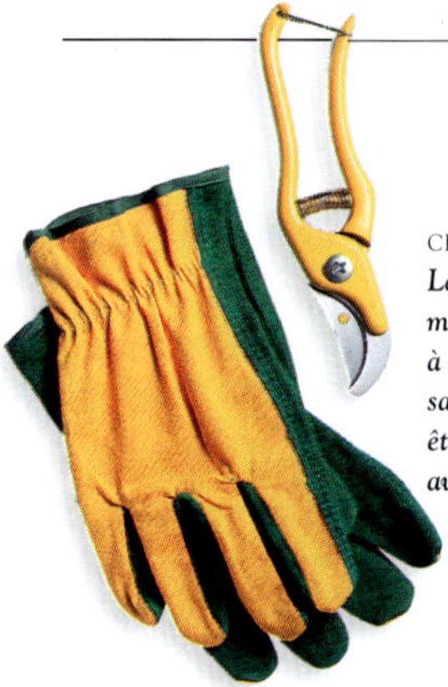

CI-CONTRE *Le millepertuis à l'état sauvage doit être cueilli avec retenue.*

À l'état sauvage Lorsque l'on cueille du millepertuis dans la nature, il est important de ne jamais prendre plus du tiers de la colonie afin de permettre aux fleurs restantes de produire suffisamment de graines pour l'année suivante. Seules font exception à cette règle certaines régions des États-Unis et d'Australie où la plante est particulièrement envahissante.

SÉCHAGE

Industriel Une fois les parties aériennes de la plante coupées et récoltées, il convient de les laisser sécher dans un endroit ombragé, car la lumière directe du soleil risquerait de détruire les composants chimiques essentiels. Dans certains cas de récolte intensive, une exposition en plein soleil est toutefois indiquée pendant 3 à 5 heures (en fonction de l'intensité du rayonnement), afin que la plante se flétrisse suffisamment. Le séchage se poursuit dans un endroit ombragé sur des grilles ou dans un séchoir industriel. Au terme du séchage, il ne doit pas rester plus de 5 à 8 % d'humidité.

Une fois bien séchés, les feuilles, les boutons et les fleurs sont stockés dans un endroit sec, couvert et bien aéré, et sont « retournés » une fois par jour. Ils sont ensuite coupés en petits segments de 1 à 2,5 cm. Avant l'empaquetage, des contrôles sont effectués pour s'assurer qu'aucune moisissure ne s'est formée. Le millepertuis est emballé dans de grands sacs de toile qui permettent une bonne aération, et livré à ses destinataires par camion ou par avion. Certaines exploitations assurent elles-mêmes le séchage et la fabrication de produits dérivés frais comme les teintures ou les huiles pressées à froid.

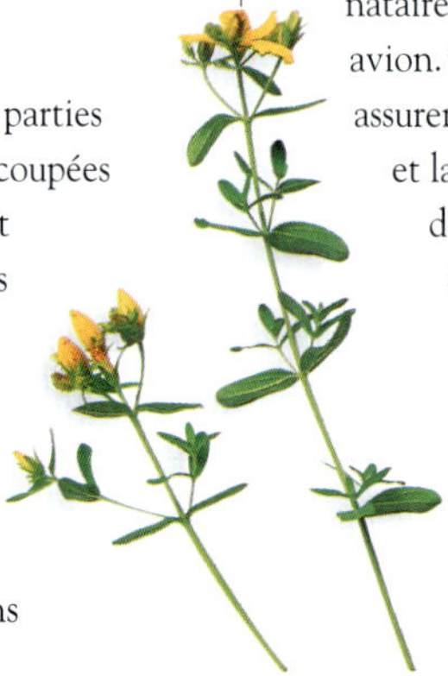

CI-CONTRE *Dans la nature, laissez les deux tiers des fleurs intactes pour permettre la repousse l'année suivante.*

Domestique

Comme pour le séchage industriel, il est recommandé de laisser les parties aériennes de la plante quelques heures à la lumière directe du soleil pour qu'elles soient bien fanées et pour laisser le temps aux éventuels insectes de s'échapper. Assurez-vous qu'il n'en reste pas en secouant chacune des parties aériennes que vous avez ramassées.

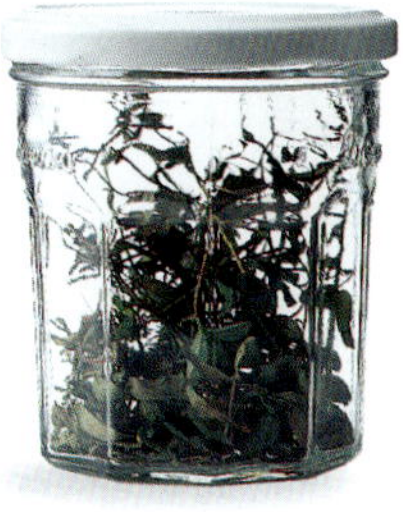

CI-DESSUS ***Lorsque les herbes sont sèches, mettez-les dans un bocal en verre.***

Mettez les herbes fanées dans des sacs en papier kraft que vous suspendrez dans un endroit très sec et tempéré. Les herbes sont considérées comme sèches lorsqu'elles ne sont plus molles et lorsqu'elles s'effritent facilement au toucher.

Lorsque vous les jugez suffisamment sèches, mettez-les dans un bocal en verre, fermez avec un couvercle étanche et laissez au soleil. Si des gouttelettes d'eau se forment sur les parois du bocal, c'est qu'il reste de l'humidité : les herbes risquent donc de s'abîmer. Retirez alors le contenu du bocal et laissez-le sécher encore un peu avant de l'entreposer dans un endroit sec et à l'abri de la lumière.

CI-DESSOUS ***Feuilles tardives et minuscules boutons mis à sécher après la deuxième récolte de la saison.***

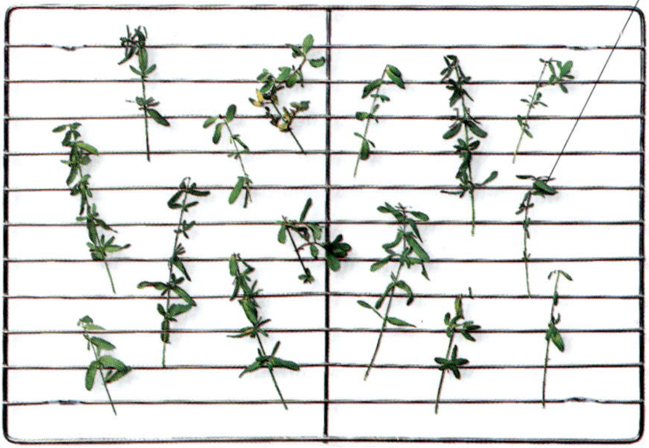

Préparations à usage interne

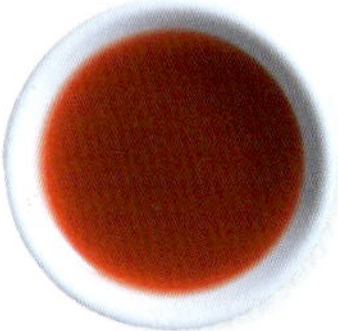

CI-DESSUS ***Huile pressée à froid, pour la plupart des usages.***

LE MILLEPERTUIS *peut être administré en usage interne sous forme de teinture, d'infusion ou de gélules. En fonction de l'affection à traiter, l'huile pressée à froid et le jus frais peuvent être pris par voies orales ou appliqués localement.*

TEINTURE DE MILLEPERTUIS

Sous cette forme, la plante est concentrée mais liquide. La teinture est généralement vendue dans des flacons bleus ou marron, sauf lorsqu'on l'achète en grande quantité : elle est alors momentanément stockée dans des bidons en plastique. Que votre teinture provienne du commerce ou qu'elle soit faite maison, il est aisé d'en avoir toujours un petit flacon « compte-gouttes » sur soi, dans son sac à main, sa serviette ou ses poches, pour faciliter les dosages.

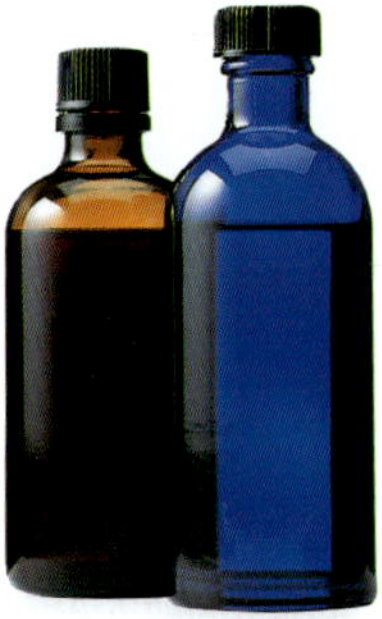

CI-DESSUS ***Dans le commerce, la teinture est vendue dans des flacons bleus ou marron.***

Si vous désirez fabriquer la teinture vous-même, utilisez du millepertuis frais, car une partie de l'hypéricine et des autres composants chimiques se perdent durant le séchage. Si vous ne pouvez pas vous en procurer, la plante séchée fera tout de même l'affaire.

La teinture de millepertuis s'obtient par réduction des parties aériennes – feuilles, tiges, bourgeons et fleurs – en petits fragments mis à macérer dans un mélange d'eau et d'alcool. Il est préférable d'en extraire les principes de cette façon, car l'eau et l'alcool ont la particularité de retenir certains composants aux vertus curatives.

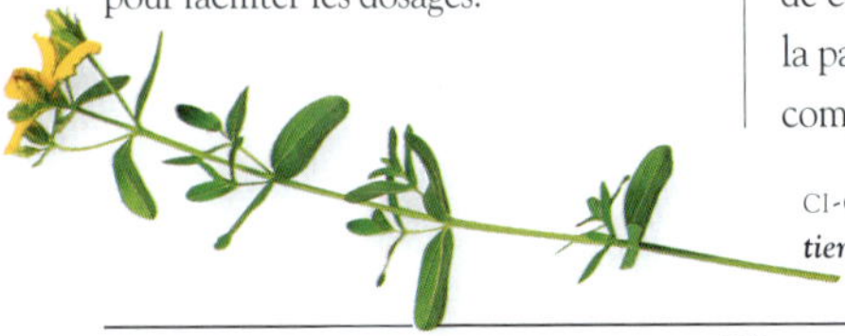

CI-CONTRE ***La teinture de millepertuis s'obtient à partir de millepertuis frais ou séché.***

CI-CONTRE *Certains herboristes considèrent que les teintures doivent être préparées selon les cycles lunaires.*

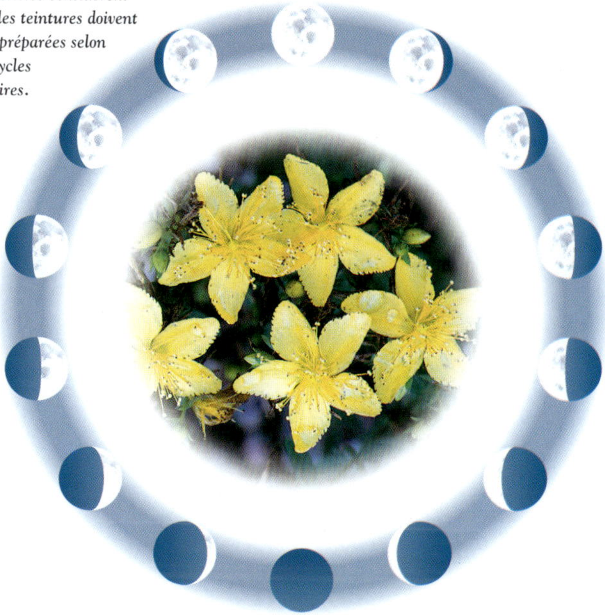

En outre, l'alcool présente l'avantage de tuer tous les germes, champignons et bactéries opportunistes subsistant sur la plante, notamment lorsqu'elle est utilisée fraîche, si bien que l'on aura intérêt, dans ce dernier cas, à rajouter l'eau ultérieurement, une fois la plante assainie.

La teinture de millepertuis vendue dans le commerce est fabriquée avec 45 % d'alcool fort et de bonne qualité pour 55 % d'eau. Si vous désirez préparer votre teinture vous-même, vous pouvez utiliser de la vodka (*voir* page 34).

L'obtention de la teinture requiert un minimum de 2 semaines, mais vous pouvez laisser macérer jusqu'à 4 semaines. Certains herboristes estiment qu'il est important de se régler sur les cycles lunaires. Pour cela, la préparation doit débuter à la nouvelle lune, le filtrage et l'embouteillage doivent avoir lieu à la pleine lune.

PRÉPARATION D'UNE TEINTURE

QUANTITÉ STANDARD

4 à 5½ tasses (225-310 g) de millepertuis frais grossièrement haché, ou séché et broyé
1 litre d'eau et d'alcool mélangés

1 Mettez feuilles, fleurs et bourgeons, frais ou séchés, dans une centrifugeuse ou un mixeur, et ajoutez de la vodka. La vodka classique a une teneur en alcool comprise entre 37° et 45°, mais plus la teneur sera élevée (70°-80°), meilleure sera la teinture. Mixez le tout – le mélange se fera aisément car les parties aériennes de la plante sont souples et d'une nature délicate. Quand le mélange est bien homogène, versez-le dans un flacon foncé, secouez énergiquement et étiquetez soigneusement. Mettez le flacon de côté pendant 24 heures, en l'agitant une fois par jour pour favoriser le processus d'extraction.

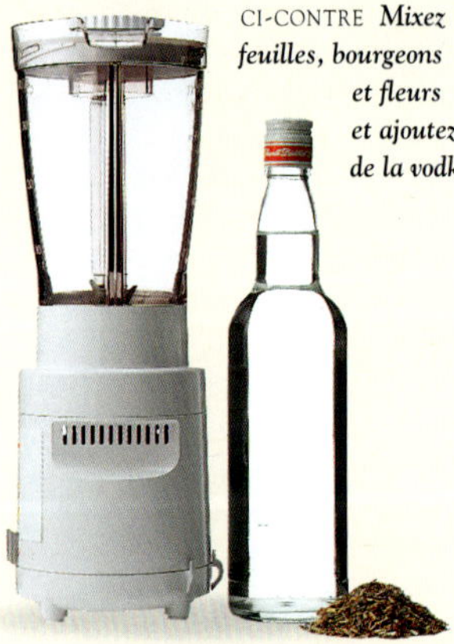

CI-CONTRE **Mixez feuilles, bourgeons et fleurs et ajoutez de la vodka.**

NOTE

Nettoyez vos ustensiles en les passant à l'eau bouillante et, pour une meilleure stérilisation, ajoutez à l'eau une ou deux gouttes d'huile essentielle de lavande, de thym ou d'arbre à thé.

2 Au bout de deux jours, ajoutez de l'eau à la mixture. Si vous avez utilisé du millepertuis séché et de l'alcool titrant un degré standard, 20 % d'eau suffiront.
Si, en revanche, vous avez eu recours à un alcool plus fort, il vous faudra ajouter entre 50 et 60 % d'eau. Si enfin vous avez utilisé du millepertuis frais, la teneur en humidité de la plante fait que seuls 10 % d'eau environ sont nécessaires.

3 Laissez filtrer toute une nuit la teinture à l'aide d'un linge à confiture jusqu'à ce que tout le liquide ait été exprimé. Pour plus d'efficacité, vous pouvez utiliser une presse à vin.

4 Versez le liquide épais dans un grand flacon foncé et entreposez-le à l'abri de la lumière. Pour un usage personnel, répartissez la teinture dans des flacons plus petits (50 ml).

Posologie recommandée

Usage quotidien *Il est conseillé aux adultes de prendre ½ cuillerée à café (2,5 ml) de teinture 2 à 3 fois par jour, diluée dans 5 cuillerées à café (25 ml) d'eau ou de jus de fruit. Il est possible de doubler la dose lorsqu'il importe que le traitement aboutisse rapidement. Les enfants âgés de plus de 12 ans peuvent prendre les mêmes doses que les adultes, mais seulement une fois par jour. Pour enfants de moins de 12 ans, il est recommandé de ne leur administrer du millepertuis que sur avis médical* (voir *page 45*).

Usage à long terme *Le millepertuis peut être pris sans danger pendant plusieurs mois, voire plusieurs années, ce qui peut s'avérer nécessaire notamment lorsqu'il est destiné à combattre la dépression chronique.*

Adultes : 40 gouttes 2 à 3 fois par jour.

Enfants : pour les plus de 12 ans, également 40 gouttes, mais seulement 1 fois par jour ; pour les moins de 12 ans, voir *page 45.*

Usage périodique Certaines *personnes aiment prendre du millepertuis pendant quelques semaines puis arrêter pendant une période à peu près équivalente. Ce rythme peut aider à entretenir l'équilibre chimique du cerveau sans utiliser du millepertuis quotidiennement. La posologie durant les périodes de consommation est la même que pour l'usage à long terme.*

ÉLIMINATION DE L'ALCOOL

Il est possible que les personnes diabétiques préfèrent ne pas ingérer la petite quantité d'alcool contenue dans la teinture. Cet alcool peut être éliminé en ajoutant de l'eau bouillante à la dose et en laissant reposer pendant environ 5 minutes : cette opération permet l'évaporation d'environ 98,5 % de l'alcool.

Pour les abstèmes, il est également possible de remplacer la vodka par du vinaigre de cidre. Quant aux alcooliques en cure de désintoxication, ils auront peut-être intérêt à préférer les gélules de millepertuis (*voir* page 37) ou l'huile essentielle de millepertuis (*voir* page 38).

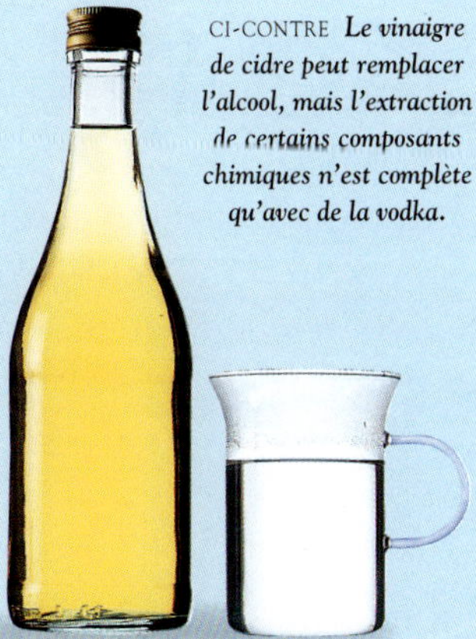

CI-CONTRE ***Le vinaigre de cidre peut remplacer l'alcool, mais l'extraction de certains composants chimiques n'est complète qu'avec de la vodka.***

INFUSION DE MILLEPERTUIS

Le millepertuis n'est pas spécialement recommandé en infusion, car l'eau ne peut pas libérer la totalité des composants chimiques essentiels de la plante, notamment ceux qui ont la propriété de soigner la dépression. Les infusions présentent néanmoins l'avantage d'être plus faciles et plus rapides à préparer que les teintures. Elles sont généralement utilisées pour favoriser la guérison de diverses troubles non dépressifs, comme l'énurésie, une infection de la vésicule biliaire ou les problèmes hépatiques.

PRÉPARATION D'UNE INFUSION

QUANTITÉ STANDARD

1 cuillerée à café (2 ou 3 g) de millepertuis séché ou 2 cuillerées à café (4 à 6 g) de millepertuis frais pour 1 tasse (250 ml) d'eau
ou 25 g de millepertuis séché ou 35 g de millepertuis frais pour 2 tasses (500 ml) d'eau

1 *Mettez le millepertuis dans une chaussette à thé que vous placerez dans une tasse ou une théière. Versez de l'eau bouillante par-dessus et laissez infuser 7 à 10 minutes (Vous pouvez aue tasse spéciale pour infusions ou une théière avec filtre intégré).*

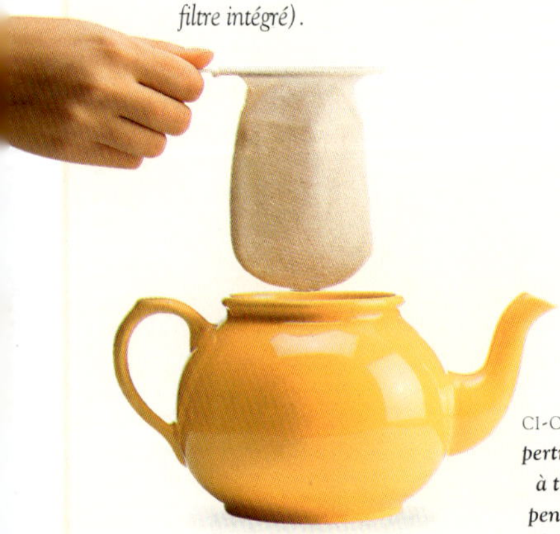

2 *Retirez la chaussette et, si vous le désirez, ajoutez 1/2 cuillerée à café de miel biologique pressé à froid (bien qu'il soit préférable de boire l'infusion nature).*

Posologie recommandée

Adultes : 2 tasses par jour – au total 500 ml par jour. Enfants : pour les plus de 12 ans, même dose ; pour les moins de 12 ans, voir page 45.

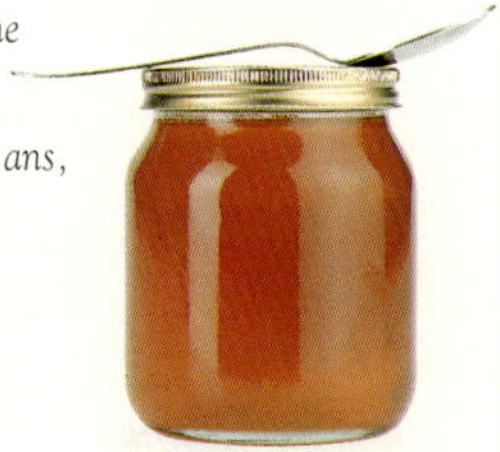

CI-CONTRE ***Mettez le millepertuis dans une chaussette à thé et laissez-le infuser pendant plusieurs minutes dans de l'eau bouillante.***

CI-DESSUS ***Si vous n'aimez pas boire votre infusion nature, vous pouvez y ajouter un peu de miel biologique pressé à froid.***

GÉLULES

Le processus industriel appelé « extraction alcoolique LI160 » commence de la même façon que pour l'obtention d'une teinture. L'alcool sert à dissoudre les substances chimiques utiles avant de s'évaporer. Chaque extrait est ensuite testé et ajusté de façon à obtenir une concentration homogène. Les extraits pulvérisés sont introduits dans des gélules ou transformés en comprimés. En raison de leur teneur nulle en alcool, ces formes galéniques sont indiquées pour les alcooliques en cure de désintoxication (*voir* aussi page 35). Les gélules de millepertuis peuvent être préparées en utilisant l'herbe séchée et pulvérisée.

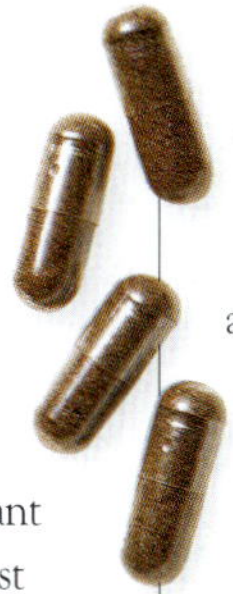

CI-DESSUS ***Les gélules vides d'origine végétale sont en vente dans les herboristeries.***

PRÉPARATION DE GÉLULES

QUANTITÉ STANDARD

Environ 250 à 300 mg de poudre de millepertuis pour une gélule de taille 00

1 *Mettez un peu de millepertuis séché et pulvérisé dans une soucoupe et ouvrez une gélule.*

2 *Remplissez de poudre chacune des deux parties de la gélule en vous en servant comme de pelles (l'une des parties devra être plus pleine que l'autre). Refermez soigneusement la gélule en veillant à ne pas laisser échapper de poudre.*

Posologie recommandée

Gélules de millepertuis pulvérisé *Adultes : une gélule de 300 mg 3 fois par jour. Enfants : pour les plus de 12 ans, même dose ; pour les moins de 12 ans,* voir *page* 45.

Gélules d'extrait alcoolique *Adultes : une gélule de 300 mg 3 fois par jour. Enfants : pour les plus de 12 ans, même dose ; pour les moins de 12 ans,* voir *page* 45.

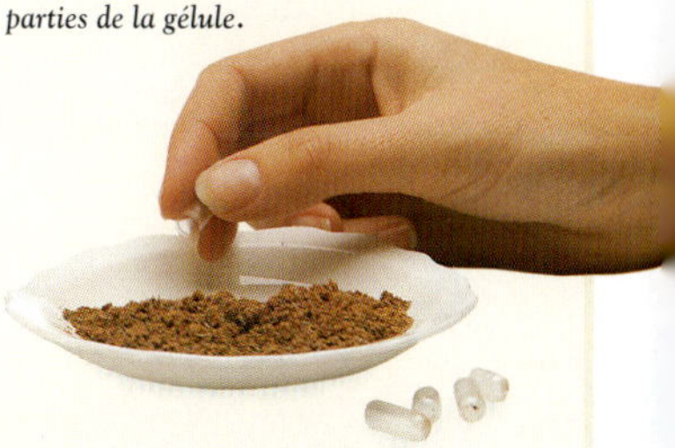

CI-DESSOUS ***Ramassez la poudre de millepertuis avec chacune des deux parties de la gélule.***

Préparations pour usage externe

LE MILLEPERTUIS *est très efficace en usage externe pour soigner les morsures, les coupures, les plaies, les contusions ainsi que différentes maladies de peau. Il soulage aussi la douleur, les courbatures et les affections des nerfs et des muscles.*

Très puissants, les principes actifs du millepertuis se dirigent immédiatement vers le siège de la douleur, et dans bien des cas, soulagent rapidement ou guérissent.

JUS DE MILLEPERTUIS

Vous pouvez exprimer le jus des parties aériennes fraîches de la plante à l'aide d'une presse à fruits et à légumes (évitez les centrifugeuses). Buvez une ½ cuillerée à café (2,5 ml) de jus 3 fois par jour en usage interne. Vous pouvez également appliquer le jus en usage externe sur les zones sensibles à l'aide d'un coton. Laissez sécher à l'air libre et répétez l'opération plusieurs fois par jour si nécessaire.

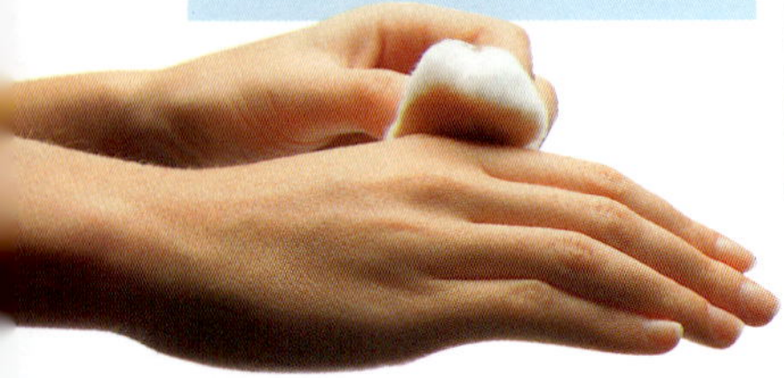

ATTENTION

L'huile essentielle est réservée à l'usage externe et doit être appliquée sur le pourtour de la zone enflammée. Ne l'utilisez pas directement sur les plaies ni sur les points de prise du pouls.

HUILE ESSENTIELLE DE MILLEPERTUIS

L'huile essentielle de millepertuis est pressée à partir des feuilles, des bourgeons et des fleurs.

Posologie : 5 gouttes par jour, ou plus suivant l'avis de votre herboriste ou phytothérapeute. Diluez les gouttes dans un peu d'huile de jojoba afin d'éviter les irritations cutanées. Le jojoba est une protection solaire naturelle d'indice 16 et pénètre très bien dans l'épiderme sans rancir.

CI-CONTRE ***Application de jus de millepertuis sur une blessure à l'aide d'un coton.***

CATAPLASME DE MILLEPERTUIS

Le cataplasme de millepertuis est très efficace dans le traitement des affections nerveuses ou musculaires. Il est préférable d'utiliser la plante en période de floraison, lorsqu'elle présente plus de boutons que de fleurs ouvertes. En la coupant à 5-8 cm au-dessus du sol, vous aurez également quelques feuilles et tiges qu'il importe d'utiliser également.

PRÉPARATION D'UN CATAPLASME

QUANTITÉ STANDARD

La quantité de millepertuis nécessaire dépend entièrement de la taille de la zone à traiter. La plante doit être utilisée fraîche et hachée. Prévoyez suffisamment d'eau pour l'immerger complètement au fond de la casserole.

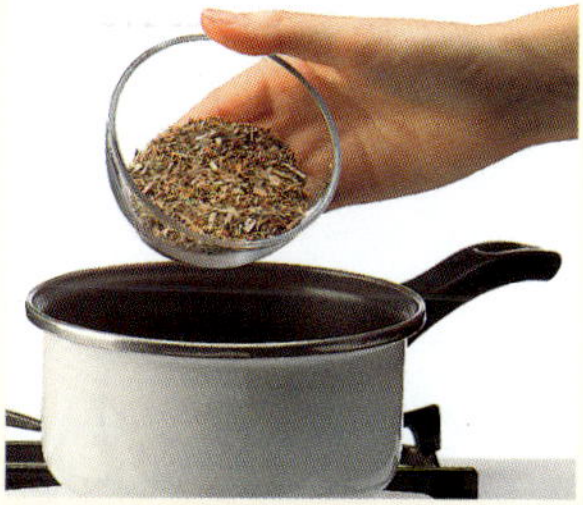

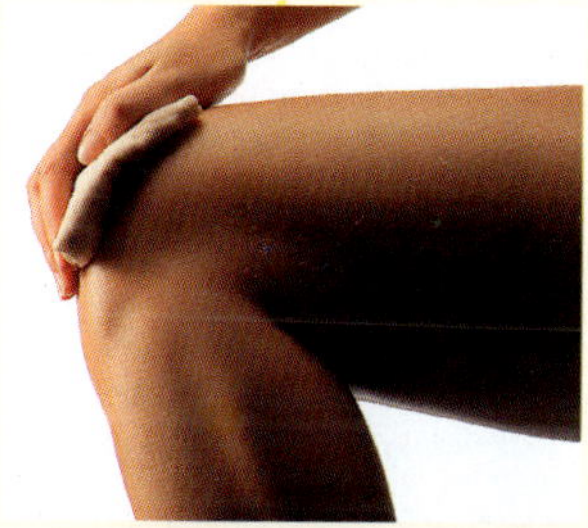

1 Mettez le millepertuis haché dans une casserole et immergez-le avec de l'eau de source ou filtrée. Portez à ébullition, puis laissez frémir pendant deux minutes. Passez au tamis en veillant à retirer le maximum de liquide.

2 Enduisez la zone à traiter d'huile d'olive (ou tout autre huile végétale vierge) afin d'éviter que la plante chaude ne colle à la peau.

3 Versez la mixture chaude et humide sur une grande compresse ou un morceau de gaze et appliquez sur la zone à traiter. Fixez si possible le cataplasme à l'aide d'une bande, qui permettra en outre de conserver la chaleur.

4 Laissez agir le cataplasme pendant 2 à 3 heures en renouvelant les applications si nécessaire. Répétez cette opération aussi souvent que vous en éprouverez le besoin.

ONGUENT ET CRÈME DE MILLEPERTUIS

Ces deux formes sont efficaces pour soigner les morsures, les coupures, les plaies, l'eczéma sec et le psoriasis. Les onguents sont contre-indiqués sur les plaies suintantes et chaudes, car le mélange d'huile et de cire a tendance à chauffer les tissus plutôt qu'à les refroidir. Il est donc préférable d'utiliser une crème ou de recouvrir tout simplement la plaie d'un peu de millepertuis séché et réduit en poudre, mélangé ou non à une base d'Aloe vera (sous forme de gel).

PRÉPARATION D'UNE CRÈME

QUANTITÉ STANDARD

I pot de 60 g de cold cream non parfumée
I cuillerée à café (5 ml) d'huile essentielle de millepertuis (*voir* page 38)

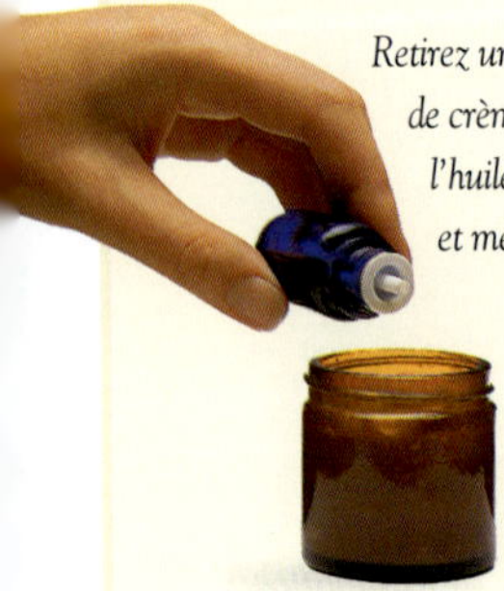

Retirez une cuillerée à soupe de crème du pot, versez l'huile essentielle et mélangez le tout.

CI-CONTRE
Mélangez l'huile et la crème jusqu'à l'obtention d'une consistance homogène.

PRÉPARATION D'UN ONGUENT

QUANTITÉ STANDARD

1¾ tasse (425 ml) d'huile d'olive extra vierge et pressée à froid
6 tasses (350 g) de millepertuis séché et pulvérisé
50 g de cire d'abeille

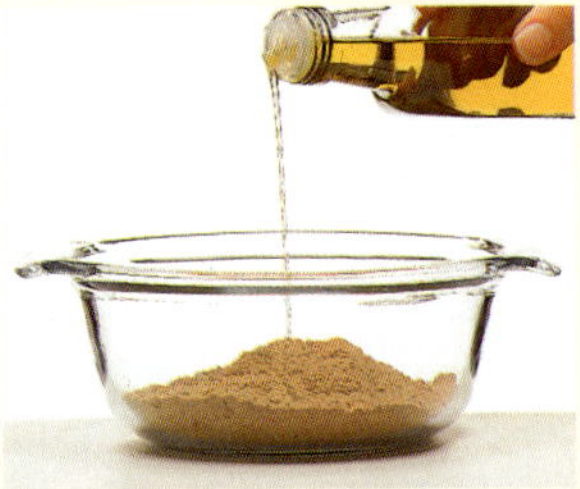

1 *Mettez la poudre de millepertuis dans un récipient, versez l'huile d'olive et mélangez.*

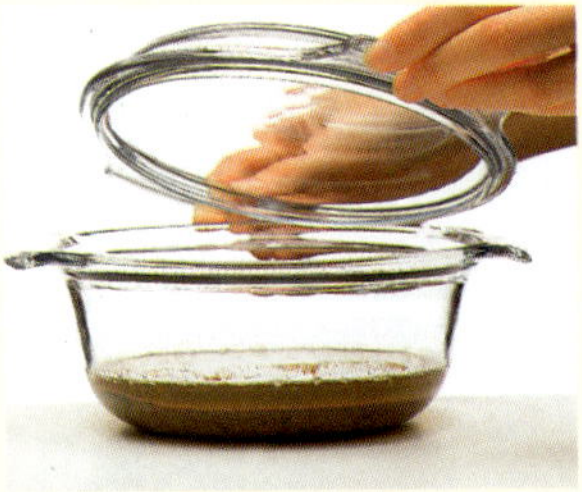

2 *Fermez le récipient (en pyrex) et mettez-le au four, préchauffé à 38 °C, pendant deux heures, ou laissez-le en plein soleil ou dans un endroit chaud pendant une semaine.*

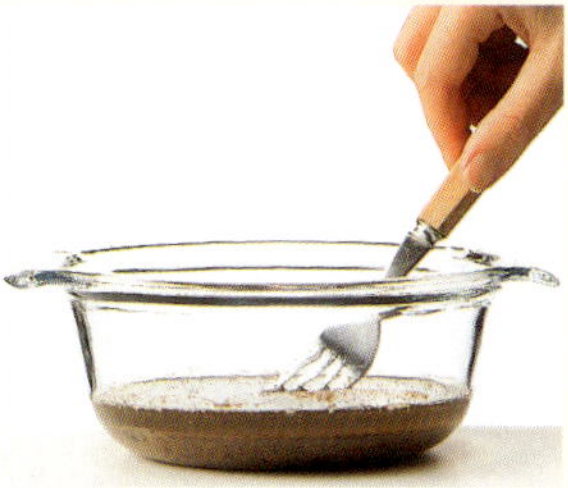

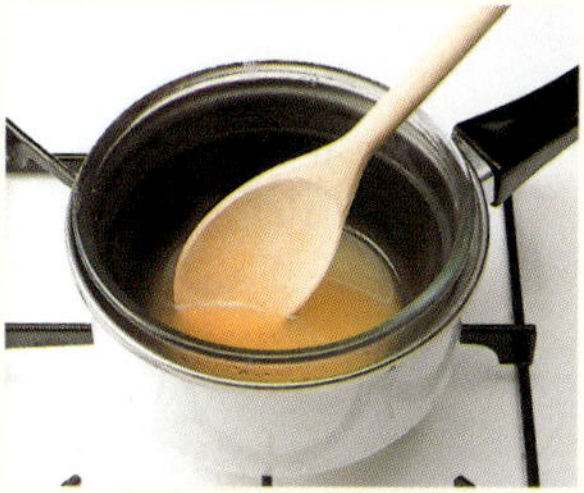

3 Remuez la mixture de temps en temps avec une fourchette stérilisée.

4 Pour terminer la cuisson lente ou la macération au soleil, filtrez la mixture à l'aide d'une passoire en plastique ou en acier inoxydable recouverte d'un morceau de mousseline ou à l'aide d'un linge à confiture que vous suspendrez toute une nuit. Si vous avez utilisé le four, réchauffez la mixture à la même température avant de filtrer.

5 Pour finir, faites fondre 50 g de cire d'abeille à feu très doux, dans une casserole à double fond ou à fond très épais, puis ajoutez l'huile d'olive saturée de millepertuis. Mettez un peu de l'onguent ainsi obtenu dans un verre pour en vérifier la consistance (elle ne doit pas être trop liquide, après refroidissement), avant de le verser dans un flacon foncé que vous étiquetterez soigneusement.

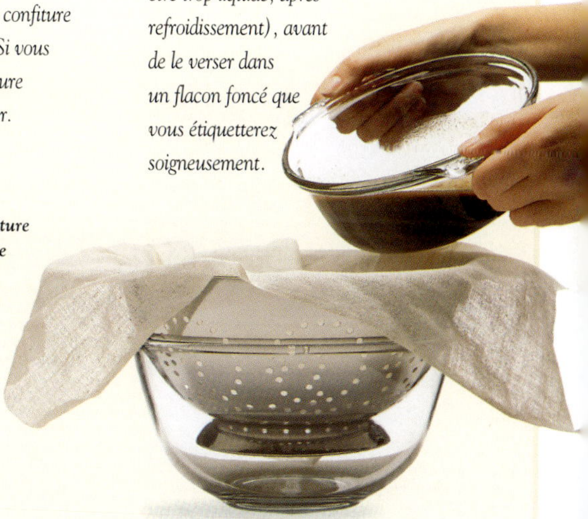

CI-CONTRE **La mixture est filtrée à l'aide d'un morceau de mousseline.**

HUILE PRESSÉE À FROID

Cette vieille méthode d'extraction des principes actifs du millepertuis, qu'il ne faut pas confondre avec l'huile essentielle de millepertuis (*voir* page 38), est très efficace, et l'huile roussâtre qu'elle permet d'obtenir peut être utilisée en usage interne et externe. La lumière du soleil favorise la libération des principes actifs de la plante et les abîme moins que le chauffage. Il s'agit d'un long processus qui nécessite plusieurs semaines pour arriver à terme.

AUGMENTATION DE LA CONCENTRATION

S'il vous reste un peu de millepertuis en fleur après avoir préparé votre huile, vous pouvez ajouter de nouvelles herbes fraîches afin de la rendre plus forte et plus efficace. L'huile pressée à froid pouvant être utilisée aussi bien en usage interne qu'en usage externe, il est important de prendre pour base une huile d'olive vierge biologique de bonne qualité. Une telle huile ne rancit pas et ne contient ni pesticides, ni produits chimiques servant à accélérer la maturation des olives, ni conservateurs.

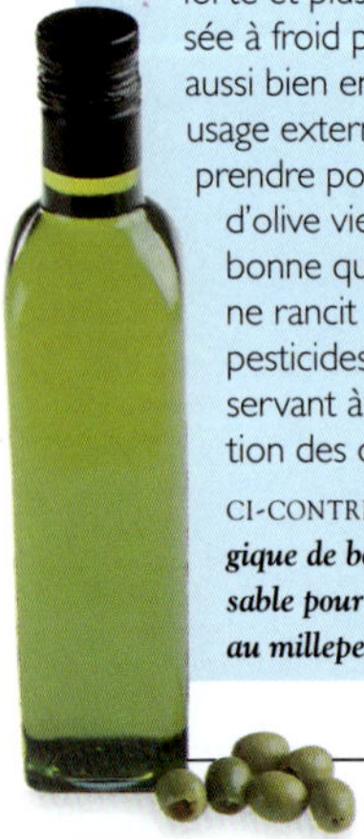

CI-CONTRE **Une huile d'olive biologique de bonne qualité est indispensable pour obtenir une bonne huile au millepertuis.**

PRÉPARATION DE L'HUILE PRESSÉE À FROID

QUANTITÉ STANDARD

Utilisez du millepertuis frais et haché et de l'huile d'olive extra vierge pressée à froid. Pour obtenir les justes proportions, versezdans un pot en verre trois quarts de millepertuis et un quart d'huile d'olive.

1 *Secouez bien la plante pour en retirer les éventuels insectes.*

2 *Mettez les bourgeons et les fleurs fraîchement cueillis, ainsi que quelques feuilles, dans un pot en verre. Tassez-les au maximum : cela rendra l'huile plus concentrée et plus forte.*

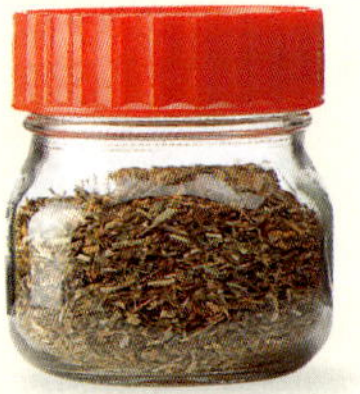

Posologie recommandée

- *Usage externe : appliquez généreusement et aussi souvent que possible jusqu'à ce que les symptômes aient disparu.*
- *Usage interne : adultes et enfants de plus de 12 ans, 1 cuillerée à café 3 fois par jour ; enfants de moins de 12 ans,* voir *page 45.*

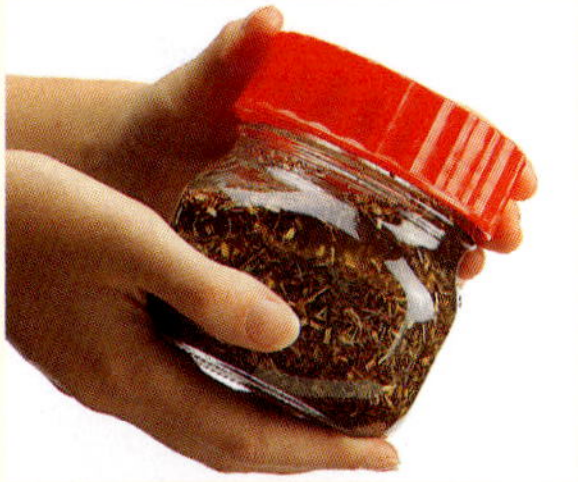

3 *Ajoutez suffisamment d'huile d'olive pour immerger complètement le millepertuis, vissez le couvercle et secouez énergiquement. Ne laissez pas le millepertuis s'oxyder (virer au marron) : laissez-en une partie à la surface de l'huile. Petit à petit le millepertuis se masse au fond du pot. Pour favoriser ce processus, secouez le pot aussi souvent que possible.*

4 *Placez le pot dans un endroit chaud et ensoleillé, comme sur le rebord d'une fenêtre ou dans une serre. Laissez reposer pendant au moins deux semaines, mais sachez qu'il n'y a pas de temps limite précis pour la « phase de chauffage » de l'huile pressée à froid. À condition de la secouer tous les jours, surtout au début, la mixture peut rester des mois dans son pot sans s'abîmer.*

CI-CONTRE **La mixture de millepertuis et d'huile doit reposer dans un endroit ensoleillé.**

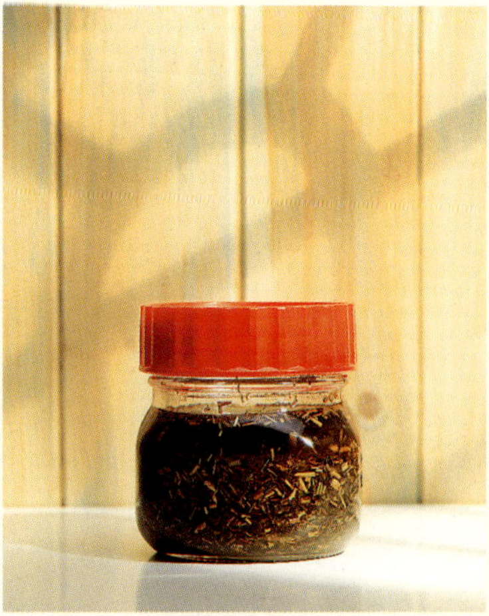

5 *Filtrez la mixture de millepertuis et d'huile à l'aide d'un linge à confiture ou d'une presse à vin. Si vous optez pour le linge, laissez-le pendre toute une nuit, puis essorez-le bien pour en exprimer toute l'huile.*

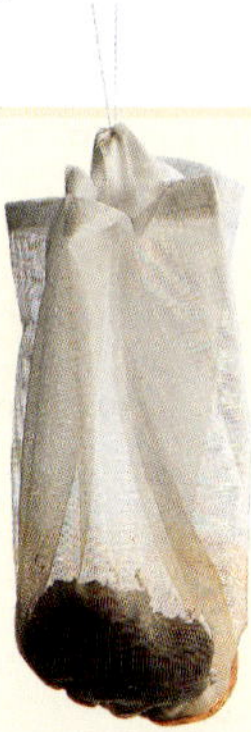

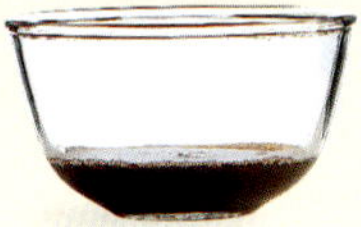

Médecine naturelle pour tous

BIEN QUE LE MILLEPERTUIS *puisse être considéré comme une « herbe miraculeuse », il n'est pas indiqué pour toutes les affections et ne convient pas forcément à toutes les catégories de personnes, surtout en usage interne.*

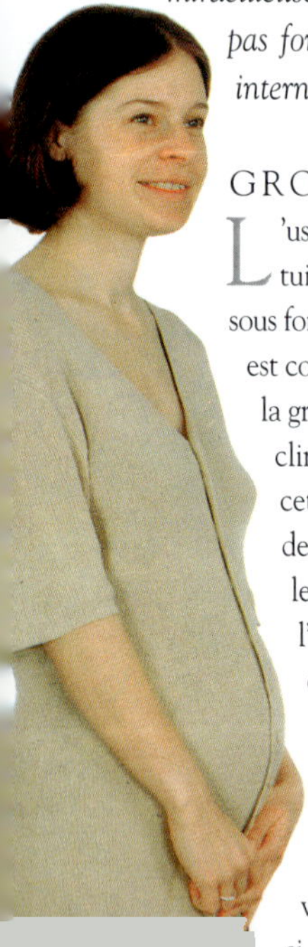

GROSSESSE

L'usage interne du millepertuis et son usage externe sous forme d'huile essentielle est contre-indiqué durant la grossesse. Des études cliniques ont montré que cette plante peut provoquer des contractions utérines – les Indiens d'Amérique l'utilisaient d'ailleurs en association avec d'autres végétaux pour fabriquer des potions abortives. De plus, les recherches actuelles visent à déterminer si le millepertuis entraîne ou non des mutations cellulaires et donc des anomalies chez le fœtus. Il est préférable d'éviter tous types d'antidépresseurs durant la grossesse, surtout lors des trois derniers mois, en raison de leur influence sur le cerveau et le système nerveux du fœtus. Cependant, le millepertuis, pris en quantité infime, ne peut pas être vraiment nocif.

CI-CONTRE ***Le millepertuis est contre-indiqué en usage interne durant la grossesse.***

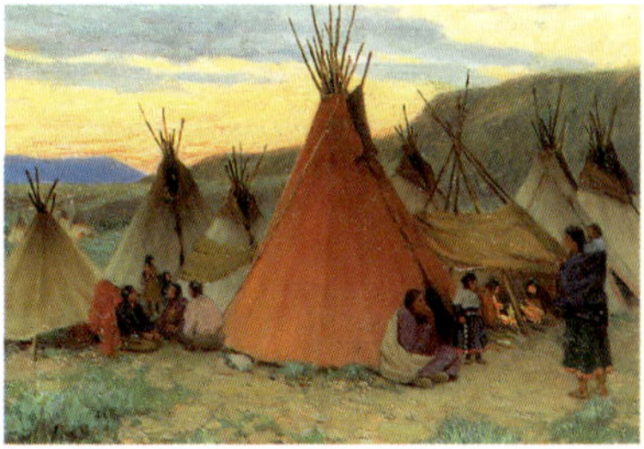

CI-DESSUS ***Les Indiens d'Amérique utilisaient le millepertuis comme abortif.***

Pour les mêmes raisons, la consommation de millepertuis n'est pas recommandée en période d'allaitement.

ENFANTS

L'usage externe d'huile pressée à froid au millepertuis (ou de crème ou de cataplasmes) ne présente aucun danger pour les enfants et ils apprécient généralement son effet apaisant. Pour l'usage interne, il est en revanche préférable de consulter un phytothérapeute afin de connaître la posologie adaptée à l'âge de l'enfant. Cependant, certains experts déconseillent vivement le millepertuis aux enfants de moins de 12 ans, – à moins qu'ils ne soient suivis médicalement.

ÉTUDE DE CAS : LES DENTS

À l'âge de dix ans, Catherine dut se faire arracher deux dents pour éviter une déformation de sa dentition. Un abcès gingival s'ajoutait à sa douleur.

Ayant entendu parler de ses propriétés analgésiques, la mère de Catherine acheta du millepertuis, en appliqua un peu sur l'abcès quelques heures avant l'opération et prit le flacon avec elle en se rendant à la clinique dentaire.

Après l'opération, elle frotta de nouveau les gencives de Catherine – encore sous l'effet de l'anesthésie – avec du millepertuis et répéta ce geste toutes les heures jusqu'au coucher. Catherine ne souffrit pas un instant, l'abcès se résorba et la gencive guérit très rapidement. Le dentiste n'en revenait pas.

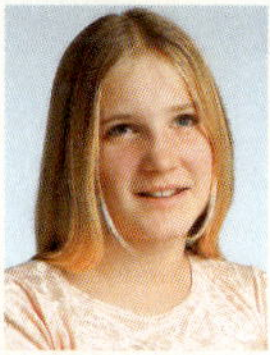

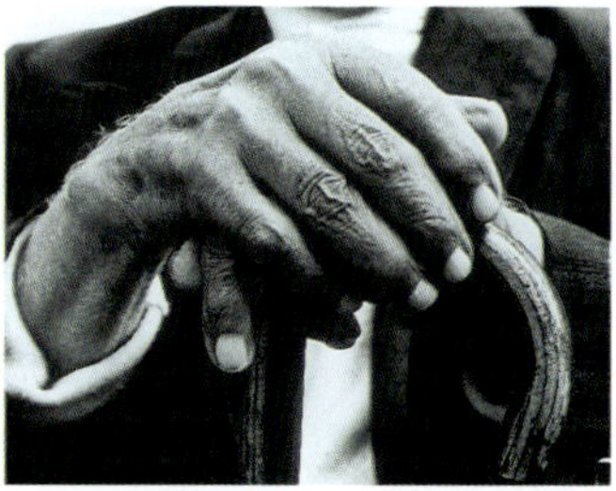

CI-DESSUS *Le millepertuis peut soulager les problèmes psychologiques, cutanés et rhumatismaux chez les personnes âgées.*

PERSONNES ÂGÉES

Le millepertuis en usage interne est un remède très efficace chez les personnes âgées, facilement sujettes à la dépression en raison de leur manque de mobilité, de leurs ennuis de santé (troubles circulatoires) et de leurs problèmes psychologiques, comme la solitude. Elles se voient généralement prescrire des tranquillisants aux effets secondaires souvent indésirables.

Il est recommandé aux personnes âgées de consulter un phytothérapeute avant de prendre du millepertuis en usage interne, mais cela est inutile pour un usage externe. Dans ce dernier cas, le millepertuis soulage de façon appréciable les escarres, les ulcères variqueux et les plaies ou brûlures rebelles, autant de manifestations fréquentes chez les personnes présentant une mobilité réduite.

Mélanges de plantes

LES MÉLANGES DE PLANTES *renforcent généralement l'action de l'une des plantes qui les composent. Pour plus de sûreté, il est recommandé aux femmes enceintes ou qui allaitent, ainsi qu'aux personnes atteintes d'une pathologie grave, de demander l'avis d'un médecin ou d'un phytothérapeute qualifié avant de recourir à l'un des mélanges proposés ci-*

FAIBLESSES VÉSICALES ET RÉNALES

La formule suivante, sous forme de teinture, peut servir à l'entretien général de l'organisme. Elle peut également être efficace en cas d'incontinence occasionnelle ou émotionnelle, d'infection ou de tout autre symptôme.

ATTENTION

N'utilisez aucune formule complémentaire pendant la grossesse ou l'allaitement (voir pages 42-43).

Formule 3 parts de fleurs et de boutons de millepertuis, 1 part de barbe de maïs, 1 part de racine de guimauve, 1 part de racine de pissenlit, $\frac{1}{2}$ part de feuilles de verveine.

Posologie Adultes : 1 cuillerée à café (5 ml) 3 fois par jour, plus une la nuit en cas de réveil. Enfants : pour les plus de 12 ans, même dose ; pour les moins de 12 ans, *voir* page 45.

Ces plantes entretiennent en douceur la vessie et les reins en raison de leur qualité tannique (astringence) d'une part, et de leur action relaxante d'autre part. La formule a pour effet général d'apaiser et de nettoyer ces organes, ainsi que de combattre leur irritation.

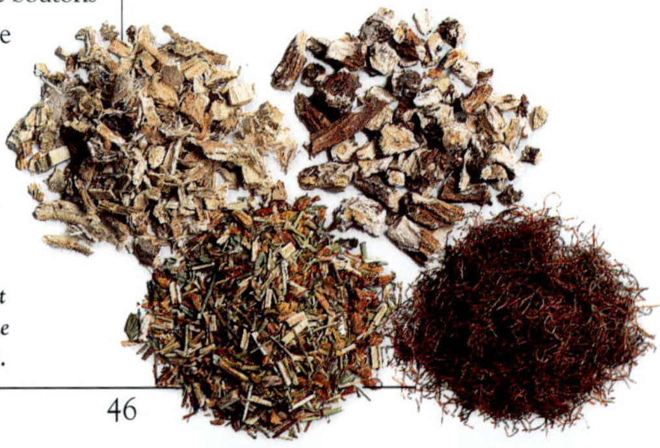

CI-CONTRE *Des herbes soigneusement choisies créent une synergie et produisent une formule apaisante et curative.*

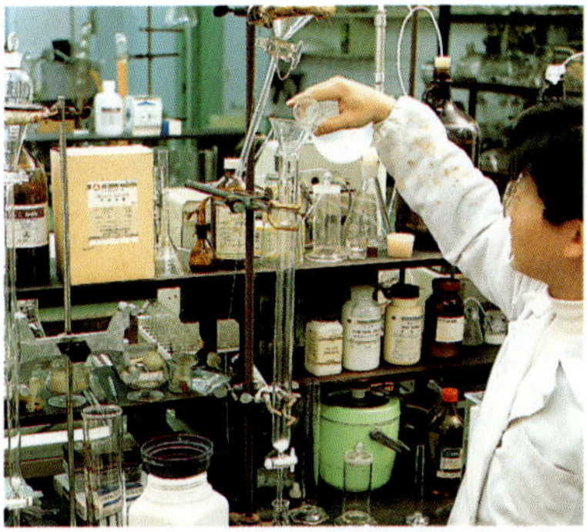

CI-DESSUS *Les plantes font l'objet d'analyses en laboratoire destinées à déterminer leurs effets sur l'organisme.*

RÉSULTATS DE LA RECHERCHE

En Allemagne, plus de 50 % des cas de dépression, d'angoisse et de troubles du sommeil sont aujourd'hui traités grâce au millepertuis, alors que le Prozac n'intervient que dans seulement 2 % des cas.

En août 1996, le *British Medical Journal* a publié une analyse des résultats comparés de 23 études cliniques ayant porté sur un total de 1 757 sujets dépressifs. À l'occasion de ce travail, les chercheurs américains et allemands ont pu constater que le millepertuis était près de trois fois plus efficace que les placebos.

À l'heure actuelle, des études sont en cours aux États-Unis pour savoir si le millepertuis ne serait pas également un agent antiviral efficace.

AFFECTIONS VIRALES CHRONIQUES

La formule suivante, sous forme de teinture, est utile pour soulager les maladies auto-immunes profondes, chroniques et longues.

Formule Boutons et fleurs de millepertuis, racine de guimauve, racine de ginseng de Sibérie à parts égales.

Posologie Adultes : 1 cuillerée à café (5 ml) 4 fois par jour. Enfants : pour les plus de 12 ans, même dose ; pour les moins de 12 ans, *voir* page 45.

Le millepertuis calme et équilibre le système immunitaire lorsqu'il se dérègle.

La racine de guimauve est un bon tonique pour tout le corps et contrecarre l'action affaiblissante des affections virales.

Le ginseng de Sibérie est efficace dans le traitement des troubles chroniques du système immunitaire. Il renforce également l'action des autres plantes et favorise le retour du corps à un niveau normal d'énergie.

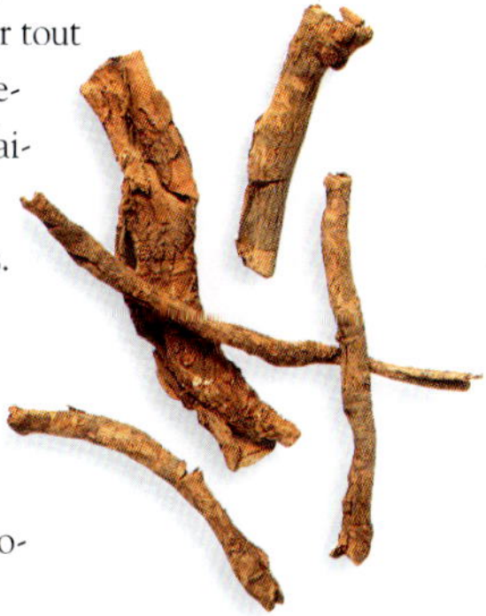

CI-DESSUS *La racine de ginseng de Sibérie renforce l'action du millepertuis et traite les troubles du système immunitaire.*

MÉNOPAUSE

La ménopause s'accompagne souvent d'un certain nombre de symptômes concomitants. La formule suivante, sous forme de teinture ou de gélules, peut se révéler très efficace, surtout lorsque la patiente est dépressive, léthargique et présente un manque d'énergie généralisé.

Formule Feuilles et fleurs de millepertuis, actée à grappes noires, baies d'agnus-castus et sauge à parts égales, plus $^{1}/_{2}$ part de passiflore.

Posologie 1 cuillerée à café (5 ml) 3 à 4 fois par jour, plus une ou plusieurs doses la nuit si nécessaire.

Le millepertuis permet de soulager les symptômes dépressifs liés à la ménopause, tandis que la sauge calme les bouffées de chaleur.

Les autres plantes rétablissent conjointement l'équilibre hormonal et aident au rétablissement de l'équilibre psychologique.

Cette formule ne doit être prise que sur avis d'un phytothérapeute qualifié.

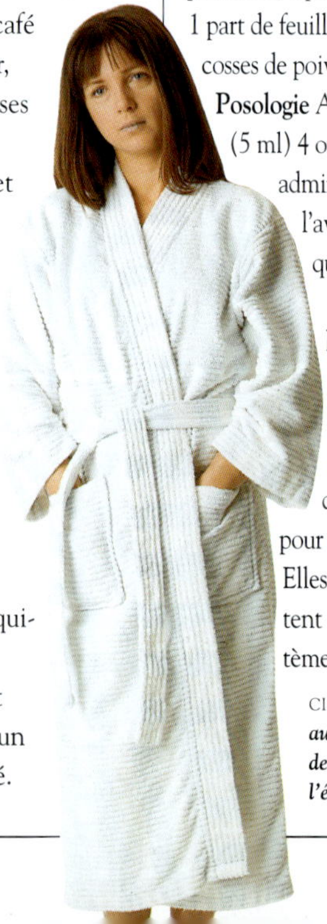

SYSTÈME NERVEUX

Ce mélange, sous forme de teinture ou de gélules, constitue un bon remède contre les troubles du système nerveux tels que le zona, la paralysie faciale, l'angoisse, l'insomnie ou les larmoiements, ainsi que contre la fatigue extrême et la dépression liée à l'épuisement nerveux. Il renforce le système nerveux et réconforte les esprits.

Formule 2 parts de fleurs et de boutons de millepertuis, 2 parts de paille d'avoine, 2 parts de scutellaire, 1 part de passiflore, 1 part d'anémone pulsatile, 1 part de feuilles de verveine, $^{1}/_{2}$ part de cosses de poivre de Cayenne.

Posologie Adultes : 1 cuill. à café (5 ml) 4 ou 5 fois par jour. Ne pas administrer aux enfants sans l'avis d'un phytothérapeute qualifié.

Ces plantes favorisent la régénération des terminaisons nerveuses et constituent un apport en acétocyléine (vitamine du groupe B important pour les neurotransmetteurs). Elles décontractent, réconfortent et alimentent tout le système nerveux.

CI-CONTRE ***Les formules au millepertuis redonnent de l'énergie et combattent l'épuisement nerveux.***

TONIQUE DIGESTIF

Les plantes suivantes stimulent le pancréas, le foie et l'estomac. C'est sous forme de teinture qu'elles sont les plus efficaces, car leur goût dans la bouche active immédiatement les sucs digestifs. Elles contiennent des amers et des topiques.

Formule Fleurs et boutons de mille-pertuis, racine de gentiane, fleurs de camomille, graines de fenouil, racine d'échinacée, graines de fenugrec et reine des prés à parts égales.

Posologie Adultes : 1 cuillerée à café avant le repas, et une deuxième après le repas selon votre goût. Enfants : pour les plus de 12 ans, même dose ; pour les moins de 12 ans, *voir* page 45.

La reine des prés rétablit le niveau normal d'acidité dans l'estomac.

TABAGISME

La formule suivante, sous forme de teinture ou de gélules, peut aider les personnes qui souhaitent arrêter de fumer : elle contient en effet des composants chimiques analogues à ceux que l'on trouve dans le tabac, et notamment dans la nicotine.

Formule 5 parts de boutons et de fleurs de millepertuis pour 1 part de lobélie.

Posologie Adultes : $^1/_2$ ou 1 cuillerée à café (2,5-5 ml) 3 fois par jour. L'une des raisons pour lesquelles la dépendance à la nicotine est si fréquente est que celle-ci fait augmenter le taux de sérotonine dans le cerveau (*voir* page 18). L'hypéricine, principal composant chimique du millepertuis, permet de maintenir le taux de sérotonine à un niveau élevé et de ralentir toute perte prématurée de cette substance.

La lobélie produit le même effet, mais on ne peut se la procurer qu'auprès d'un herboriste ou d'un phytothérapeute qualifié.

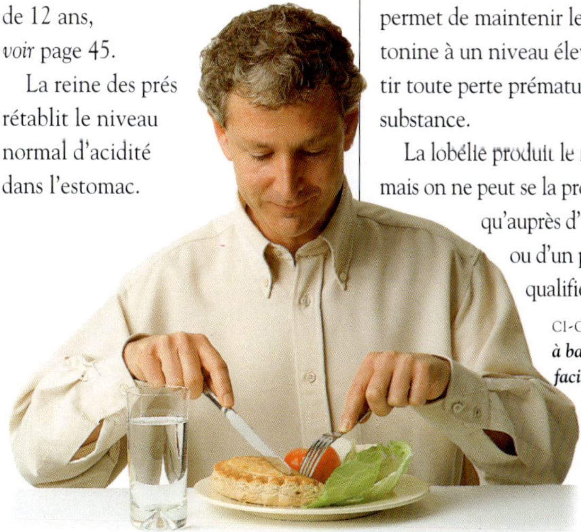

CI-CONTRE ***Les toniques à base de millepertuis facilitent la digestion.***

Tableau des indications

LE TABLEAU *suivant présente les principales affections pour lesquelles le millepertuis est indiqué, mais ce dernier n'a pas pour but de remplacer les autres formes de traitement. Pensez toujours à consulter un médecin ou tout autre professionnel qualifié avant de commencer un traitement à base de plantes.*

NOM	USAGE INTERNE	USAGE EXTERNE
ANÉMIE	Teinture, gélules	
ANGOISSE	Teinture, gélules	
ARTHRITE	Teinture, gélules	Huile pressée à froid, 3 à 4 fois par jour
AUTO-IMMUNES (MALADIES ~)	Teinture, gélules	
ESCARRE		Huile pressée à froid, 3 à 4 fois par jour
ÉNURÉSIE	Teinture, gélules	
PARALYSIE FACIALE	Teinture, gélules	Huile pressée à froid
VESSIE (TROUBLES DE LA ~)	Teinture, gélules	
DÉPURATIF SANGUIN	Teinture, gélules	
BRONCHITE	Teinture, gélules	
CONTUSIONS		Huile pressée à froid, 5 à 6 fois par jour
BRÛLURES	Teinture, gélules	Huile pressée à froid, 3 à 4 fois par jour
BURSITE	Teinture, gélules	Huile pressée à froid, 3 à 4 fois par jour

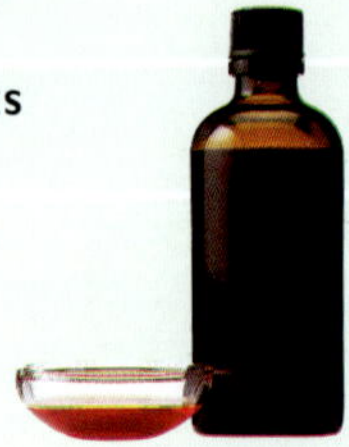

NOM	USAGE INTERNE	USAGE EXTERNE
CANDIDOSE	Teinture (faites évaporer l'alcool avec de l'eau bouillante), gélules	Huile pressée à froid (imbiber un tampon dans l'huile pendant 1 heure), 1 fois/jour
CONGESTION PULMONAIRE	Teinture, gélules	Huile pressée à froid, 3 fois par jour
RHUME COMMUN	Teinture, gélules	
HERPÈS LABIAL (BOUTON DE FIÈVRE)	Teinture, gélules	Huile pressée à froid, cataplasme (combinaison avec d'autres plantes), la nuit
DÉPRESSION	Teinture, gélules	
DERMATITE		Huile pressée à froid ou onguent, aussi souvent que nécessaire
DIARRHÉE	Teinture, gélules	
TONIQUE DIGESTIF	Teinture, gélules	
ÉPAULE GELÉE		Huile pressée à froid ou onguent, aussi souvent que nécessaire
GASTRO-ENTÉRITE	Teinture, gélules	
MONONUCLÉOSE INFECTIEUSE	Teinture, gélules	
CÉPHALÉES	Teinture, gélules	Huile pressée à froid sur les tempes, toutes les heures
HERPÈS	Teinture, gélules	Huile pressée à froid ou onguent, toutes les heures
IMPÉTIGO		Huile pressée à froid, 4 à 5 fois par jour

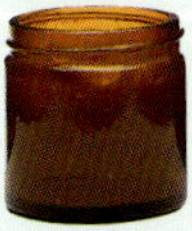

NOM	USAGE INTERNE	USAGE EXTERNE
INCONTINENCE	Teinture, gélules	
DYSPEPSIE	Teinture, gélules	
INFLAMMATIONS Utile en cas de traumatisme aigu, mais aussi en cas de dysfonctionnement du système immunitaire provoqué par une allergie ou une maladie chronique.	Teinture, gélules	Huile pressée à froid ou onguent, aussi souvent que nécessaire
GRIPPE	Teinture, gélules	
INSOMNIE	Teinture, gélules, la nuit	
JAUNISSE	Teinture, gélules	
MASTITE	Teinture, gélules	Huile pressée à froid, 2 à 3 fois par jour
MÉNOPAUSE céphalées ménopausiques et dépression	Teinture, gélules	
NÉVRALGIE	Teinture, gélules	Huile pressée à froid, aussi souvent que nécessaire
ULCÈRE PEPTIQUE	Huile pressée à froid	
SYNDROME PRÉMENSTRUEL	Teinture, gélules	
PSORIASIS		Huile pressée à froid, 3 à 4 fois par jour
SCIATIQUE		Huile pressée à froid, 3 à 4 fois par jour
PARKINSON (MALADIE DE)	Teinture, gélules	Huile pressée à froid, 2 fois par jour

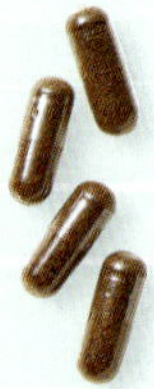

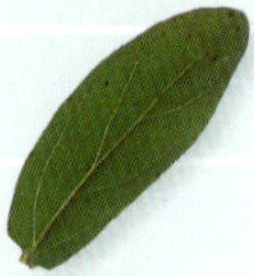

NOM	USAGE INTERNE	USAGE EXTERNE
ZONA	Teinture, gélules	Huile pressée à froid, 2 fois par jour
SINUSITE	Teinture, gélules	
SOMMEIL (TROUBLES DU)	Teinture, gélules	
SPONDYLITE		Massez l'épine dorsale avec de l'huile pressée à froid, 4 à 5 fois par jour
STOMATITE	Teinture (gargarisez-vous avant d'avaler)	
COUPS DE SOLEIL		Huile pressée à froid, toutes les heures
DENTS (MAUX DE)	Teinture (gargarisez-vous avant d'avaler)	Appliquez de l'huile pressée à froid sur l'abcès à l'aide d'un coton
ULCÉRATIONS (EXTERNES)		Huile pressée à froid, 2 fois par jour
ULCÉRATIONS (INTERNES)	Teinture, gélules	
URTICAIRE		Huile pressée à froid, 5 à 6 fois par jour
SPASMES UTÉRINS	Teinture, gélules	
VAGINITE		Huile pressée à froid (imbiber un tampon dans l'huile pendant 1 heure)
VERS INTESTINAUX	Teinture, gélules	

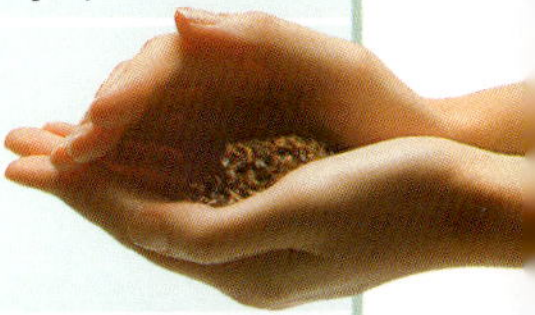

Mode d'action du millepertuis

LE MILLEPERTUIS *se compose de multiples substances chimiques, dont les naphtodianthrones et leurs dérivés, l'hypéricine et la pseudohypéricine. Il contient également des flavonoïdes, des tannins et des phytostérols, ainsi que divers acides aminés et des huiles essentielles.*

La proportion des différents éléments chimiques contenus dans le millepertuis dépend de divers facteurs comme le climat, le sol et l'espèce. Les biologistes pensent unanimement que les effets de la plante sont dus à une interaction entre tous ces éléments chimiques, et non pas seulement à la présence d'un ou deux composants majeurs.

PRINCIPAUX EFFETS

- En inhibant la production de lymphocytes (lymphocytes T notamment) par le système immunitaire, les composants chimiques du millepertuis exercent une action anti-inflammatoire, qui peut être utile en cas de dérèglement du système immunitaire dans certaines maladies chroniques.
- Tous les éléments contenus dans le millepertuis semblent allonger la durée du sommeil profond, phase de véritable repos, et réduire légèrement celle du sommeil paradoxal, qui se caractérise par des mouvements oculaires rapides et des rêves.
- En inhibant la réceptivité des membranes cellulaires, les composants du millepertuis combattent également les virus et les autres agents infectieux dont ils empêchent ainsi le développement incontrôlé (propriétés antivirales et antibactériennes).

CI-DESSOUS
Le millepertuis semble allonger les phases de sommeil profond.

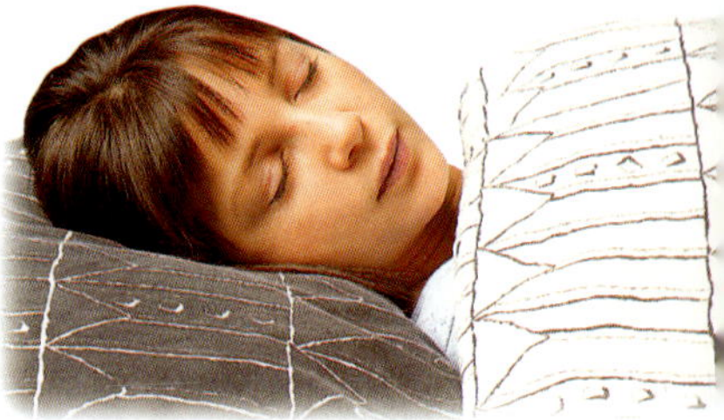

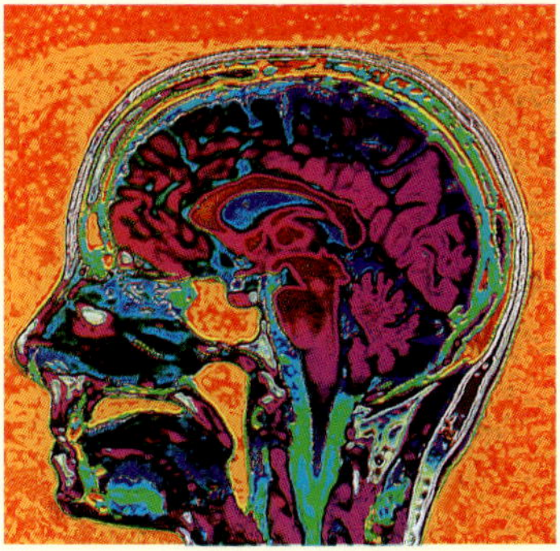

CI-DESSUS *Des scanners ont été effectués pour connaître l'effet du millepertuis sur le cerveau durant le sommeil.*

- Il semble que les flavonoïdes renforcent l'effet sédatif de la plante, tandis que d'autres composants contribuent à son rôle d'antidépresseur.
- La présence de tannins dans le millepertuis peut expliquer son efficacité sur les brûlures et son pouvoir cicatrisant grâce à un apport en oxygène supplémentaire. Par ailleurs, les tannins sont certainement à l'origine de ses propriétés anti-inflammatoires
- Les phytostérols sont des stéroïdes végétaux capables de se transformer dans l'intestin en stéroïdes humains sous l'action des bactéries. Ils peuvent soulager la douleur et servir d'anti-inflammatoires aux endroits dépourvus de stéroïdes humains, comme dans les glandes surrénales.
- Ses acides aminés favorisent la canalisation des neurotransmetteurs et les connexions cérébrales, et équilibrent l' activité du cerveau.
- Les huiles essentielles du millepertuis favorisent la guérison des maladies graves et possèdent des propriétés sédatives.

ÉTUDE DE CAS : LA DOULEUR

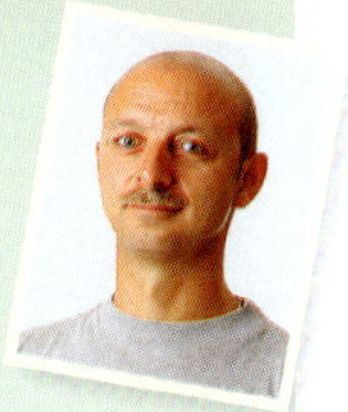

Cela faisait déjà un certain temps que David avait l'épaule gauche raide et endolorie. Pour ne rien arranger, il devait conduire jusqu'à trois heures par jour, ce qui lui était particulièrement pénible et difficile. Malgré les fortes doses d'ibuprofène (anti-inflammatoire non stéroïdien), aucune amélioration ne pouvait être réellement constatée. Sa fille lui proposa de se frictionner l'épaule avec de l'huile de millepertuis deux fois par jour. Au bout de quatre jours, David commença à ressentir une véritable amélioration, et après une semaine, il put dire à sa fille que son remède paraissait très efficace et qu'il avait l'attention de poursuivre le traitement. Parallèlement, il prit la décision de renoncer définitivement aux anti-inflammatoires.

Glossaire

ACTIVITÉ DOPAMINERGIQUE
Action de l'hormone appelée dopamine, qui contrecarre l'action de la prolactine, responsable de la production de lait par les glandes mammaires.

ANTIOXYDANTS
Substances que l'on trouve notamment dans les aliments riches en chlorophylle, qui protègent les cellules de l'organisme contre les radicaux libres (molécules destructrices), et réduisent le risque de contracter certaines maladies graves.

ANTISPASMODIQUE
Plante qui limite, corrige et prévient les contractions musculaires involontaires et excessives.

BURSITE
Inflammation des bourses séreuses, qui sont de petites poches de tissu fibreux limitant les frictions des ligaments et des tendons.

DÉCOCTION
Extraction et conservation des principes d'une plante dans l'eau.

FIBROSE
Inflammation des tissus conjonctifs fibreux, qui provoque douleurs et raideurs musculaires.

FLAVONOÏDES
Composants des végétaux à l'origine d'un grand nombre de propriétés, comme les actions anti-inflammatoire et antifongique.

HYPOGLYCÉMIE
Quantité insuffisante de glucose dans le sang.

HYPOTHALAMUS
Mécanisme cérébral de thermorégulation qui commande également l'hypophyse.

IMMUNITÉ
Capacité de l'organisme à se défendre contre les corps étrangers, et/ou à les neutraliser et les éliminer.

IMPÉTIGO
Infection bactérienne des couches superficielles de la peau.

INFUSION
Procédé consistant à immerger une plante dans de l'eau bouillante pour en extraire les principes et l'arôme.

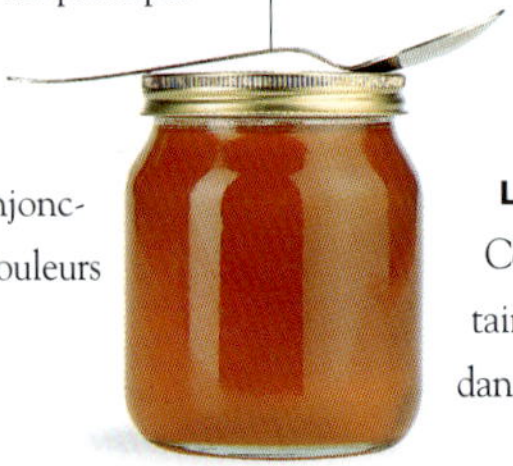

LYMPHOCYTE
Type de globule blanc.

LYMPHOCYTES T
Cellules du système immunitaire ayant différentes fonctions dans la défense de l'organisme.

MASTITE
Inflammation des seins.

NEUROTRANSMETTEURS
Molécules libérées dans la fente synaptique en réponse à une impulsion nerveuse.

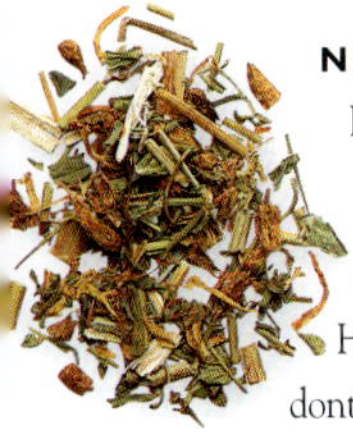

NÉVRALGIE
Douleur intense qui peut affecter n'importe quel nerf.

ŒSTROGÈNE
Hormone reproductive femelle dont la production diminue avec la ménopause.

PARALYSIE FACIALE
Paralysie du nerf facial.

PARKINSON (MALADIE DE ~)
Perturbation du mouvement volontaire affectant la mobilité et l'élocution.

PARTIES AÉRIENNES
Parties d'une plante qui sortent de terre.

PROGESTÉRONE
Hormone femelle de la seconde phase du cycle menstruel qui prépare l'organisme à la grossesse.

PSORIASIS
Maladie cutanée chronique se caractérisant par la formation de plaques squameuses blanchâtres sur le cuir chevelu, les genoux, les coudes et d'autres parties du corps.

RADICAUX LIBRES
Molécules extrêmement réactives qui s'attaquent aux membranes cellulaires, à l'ADN et à d'autres structures cellulaires.

SCIATIQUE
Douleur vive ressentie dans le bas du dos et sur l'extérieur de la cuisse, de la jambe et du pied. Généralement provoquée par la dégénérescence d'un disque intervertébral.

SPONDYLITE
Processus dégénératif touchant les vertèbres et les disques intervertébraux.

STOMATITE
Inflammation de la muqueuse buccale.

TEINTURE
Remède végétal obtenu par macération d'une plante dans de l'eau et de l'alcool.

TOPIQUE
L'usage topique d'un remède désigne son application locale à la surface du corps par opposition à son usage interne.

URTICAIRE
Manifestation d'une réaction allergique.

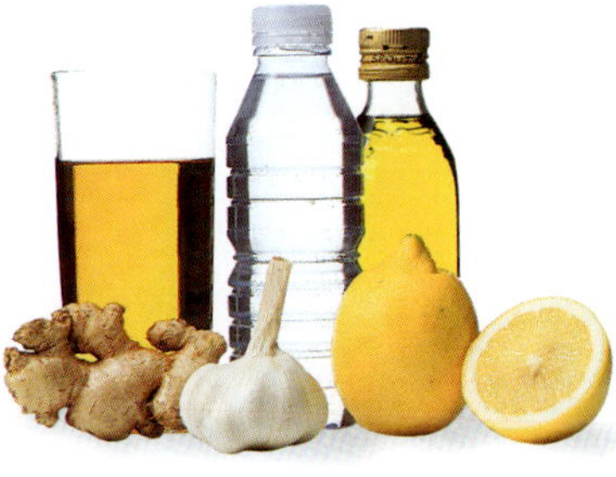

Bibliographie

BOTANIQUE MÉDICALE,
Vial, Bernard, éditions Similia, 1998.

COMMENT SE SOIGNER AVEC LA MÉDECINE ALTERNATIVE,
éditions De Vecchi, 1997.

GINSENG ET AUTRES PLANTES TONIQUES,
Edde, Gérard,
éditions Dangles, 1984

GUIDE DES THÉRAPEUTIQUES ET DU DÉVELOPPEMENT PERSONNEL,
éditions Cheminements, 1997.

LA RÉVOLUTION SILENCIEUSE DE LA MÉDECINE,
Lévy, Joseph, éditions du Rocher, 1998.

LE GINSENG, RACINE DE LONGUE VIE,
Chomat, Jean-Claude,
éditions Dangles, 1999

LE GRAND LIVRE DES THÉRAPEUTIQUES COMPLÉMENTAIRES,
Albright, Peter,
éditions Soline, 1998.

LE GUIDE COMPLET DES PLANTES POUR SE SOIGNER,
Moatti, Roger ; Musarella, Pau,
éditions du Rocher 1993.

LE LIVRE DES REMÈDES NATURELS,
Albert, Laurence,
éditions De Vecchi, 1998.

LE LIVRE DU GINSENG,
Fulder, Stephen,
éditions G. Trédaniel, 1999

LES ÉLIXIRS DU DOCTEUR BACH,
éditions Québécor, 1998.

LES PLANTES AROMATIQUES ET MÉDICINALES,
Bordas, 1995.

LES RECETTES DE L'HERBORISTE,
éditions Rustica, 1997.

LES VERTUS DES PLANTES,
éditions Ellébore, 1998.

MANUEL DES PLANTES DE SANTÉ,
éditions Table Ronde, 1998.

MANUEL DU NOUVEAU THÉRAPEUTE : HOMÉOPATHIE, PHYTOTHÉRAPIE, OLIGOTHÉRAPIE, NATUROPATHIE,
Dogna, Michel ;
L'Hôte, Anne-Françoise,
éditions Guy Trédaniel, 1998.

NOUVEAU GUIDE DE PHYTOTHÉRAPIE : REMÈDES D'HIER POUR MÉDECINE DE DEMAIN,
Morel, Jean-Pierre,
éditions LGF, 1994.

TRADITIONS ET VERTUS DES PLANTES MÉDICINALES : HISTOIRE DE LA PHARMACOPÉE,
éditions Privat, 1997.

VOTRE CORPS EST VOTRE MEILLEUR MÉDECIN,
Reuter, Liliane, éditions Laffont, 1999.

Adresses utiles

ASSOCIATIONS ET CENTRES MÉDICAUX

Association Avenir Phytothérapie
131 rue Lecourbe
75015 PARIS
Tél. 01 45 31 14 10

Centre de Médecines Naturelles
2 rue Isly
75008 PARIS
Tél. 01 43 87 60 33

Faculté Libre de Médecines Naturelles (F.L.M.N.E.)
4 rue Chapu
75016 PARIS
Tél. 01 42 88 67 73

PRINCIPALES HERBORISTERIES DE PARIS ET DE LA RÉGION PARISIENNE

Essentiel
19 rue Crozatier
75012 PARIS
Tél. 01 44 75 50 01

Grande herboristerie parisienne
87 rue d'Amsterdam
75008 PARIS
Tél. 01 48 74 83 32

Herboristerie d'Hippocrate
42 rue Saint André des Arts
75006 PARIS
Tél. 01 40 51 87 03

Herboristerie du Palais Royal
11 rue des Petits Champs
75001 PARIS
Tél. 01 42 97 54 68

La santé par la nature
60 avenue d'Italie
75013 PARIS
Tél. 01 45 80 16 79

Le comptoir aux Herbes
16 rue Général Galliéni
93100 MONTREUIL
Tél. 01 48 59 84 69
(vente par correspondance également)

Les herbes du Luxembourg
3 rue Médicis
75006 PARIS
Tél. 01 43 26 91 53

L'école des plantes
59 rue Falguière
75015 PARIS
Tél. 01 43 27 78 11

L'herboristerie de Montparnasse
38 rue du Montparnasse
75006 PARIS
Tél. 01 45 48 34 81

Dans la même collection

Aromathérapie

En bonne santé par l'alimentation

Essences florales

Homéopathie

La Beauté naturelle

La cuisine santé

La santé par les plantes

L'Alimentation au fil des saisons

L'Alimentation dissociée

L'Alimentation végétarienne

Le Ginkgo

Le Ginseng

L'Échinacea

Les Biorythmes

Les remèdes de Dame Nature

Massages

Médecine chinoise par les plantes

Médecines douces

Réflexologie

Shiatsu

Technique Alexander

Vitamines & minéraux

Yoga